胎児と乳児の内部被ばく

国際放射線防護委員会のカラクリ

長山淳哉 著

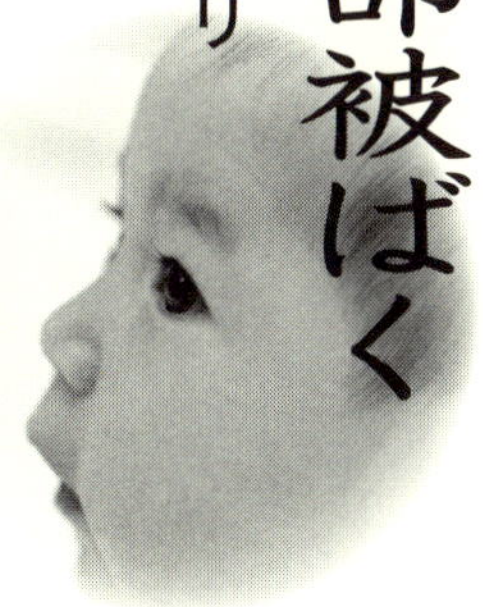

緑風出版

目次

胎児と乳児の内部被ばく──国際放射線防護委員会のカラクリ──

はじめに　9

第一章　内部被ばくと外部被ばくのちがい……13

一　放射線の種類と透過性　14
二　細胞分裂周期の時期による放射線への感受性のちがい　17
三　放射線の生体への作用――最近わかったこと　23
(1)　遺伝子不安定性　24
(2)　バイスタンダー効果　26
①　培養細胞系での研究　27
【グリッドで被ばくしなかった細胞にも遺伝的影響が生じる】　34
②　マイクロビームによる新しい展開　36
【細胞核への照射】　37
【細胞質への照射】　40
【培養ろ液でのバイスタンダー効果】　44
③　ハツカネズミでのバイスタンダー効果　46
四　二相的線量応答　52

第二章　実効線量係数のカラクリ……57

一　セシウム　63
(1)　生物的半減期の個人差　63
(2)　ICRPの生物的半減期との比較　68
(3)　ICRPによる内部被ばく線量の計算手順　74
(4)　胎児と乳児への移行とその個人差　81
(5)　ICRPによる胎児での被ばく　93
(6)　新生児の汚染レベルと乳児の生物的半減期　100
(7)　母乳への移行と乳児の摂取量　104
(8)　ICRPによる母乳からの被ばく　114
二　ヨウ素　121
(1)　胎児の甲状腺での取り込み　121
(2)　ICRPによる胎児での被ばく　128
(3)　新生児から成人の甲状腺での取り込み　133
(4)　実効線量係数のカラクリ　143

(5) 母乳への移行と乳児の摂取量 153
(6) 日本人での研究 161
(7) ＩＣＲＰによる母乳からの被ばく 166
三 ストロンチウム 172
(1) 胎児への移行 172
(2) 胎盤での識別 179
(3) 日本人での研究 182
(4) ＩＣＲＰによる胎児での被ばく 185
(5) 母乳への移行 191
① オーストリアでの研究 191
② カナダでの研究 196
(6) ＩＣＲＰによる母乳からの被ばく 201

第三章 低線量被ばくの健康影響に関する最新情報…… 207

一 乳児白血病の発症——二相的線量応答の実例 208
二 ベラルーシの子どもの心臓障害 216

三　ベラルーシの子どものセシウム一三七による汚染　222
四　ベラルーシでのガン罹患率の上昇　228
(1) 一般住民　228
(2) リクイデータ　233
五　スウェーデンでのガン発症率の増加——トンデルの論文　235
(1) 二〇〇四年の論文　235
(2) 二〇〇六年の論文　240
六　ヨーロッパの国々での甲状腺ガンの増加　246
七　診断用低線量X線被ばくによる細胞核異常　251

参考図書および文献（掲載順）　259
おわりに　265

はじめに

チェルノブイリ原発事故のあと、チェルノブイリから一〇〇〇キロメートルとか一五〇〇キロメートルも離れたヨーロッパの国々で、今、起きているガン発症率の上昇や〇・三ミリシーベルト以下の診断用X線被ばくによる細胞核異常の増加などから考えると、福島原発事故による健康被害は、すでにわが国全土に及んでいると考えざるをえません。これらのことは本書の第三章で詳しくお話しします。

それはさておき、あれはたしか、二〇一二年の一月か二月だったと思います。週刊誌AERA（アエラ）の記者から電話がかかってきました。

「先生がトンデルの論文を読まれていると聞きましたので、お電話しております。あの論文のことを記事にするつもりで、いろいろな方の意見を伺っております。原発推進派の重鎮はあのようなデタラメで、いい加減な論文を取り上げて、記事なんかにしていたら、朝日新聞は潰れてしまうぞ、といわれました。トンデルの研究はそんなに酷いものなのでしょうか？　先生はどう思われます」

トンデルの論文というのは、彼が二〇〇四年と二〇〇六年に発表したもので、チェルノブイリ原発事故によるガン発症の増加をチェルノブイリから一五〇〇キロメートル以上も離れたスウェーデン北部の地域で調査したものです。この地域には、私の前著『放射線規制値のウソ』の「はじめに」の部分に出てくるウメオも含まれています。

研究結果によると、土壌の汚染レベルが一平方メートルあたり一〇〇キロベクレルで、ガンの発症が一一パーセント増加するというものです。二〇〇六年の論文は、放射能による土壌汚染ではなく、これを被ばく量である一時間あたりのナノグレイ値に換算した研究です。しかし、結果は二〇〇四年のものとほぼ同じでした。

この一平方メートルあたり一〇〇キロベクレルという汚染レベルをたとえば、福島県飯舘村で、福島の原発事故から一八日後の土壌汚染と比較すると、飯舘村のほうが六倍から二〇倍も高い、という現実があります。

さて、このトンデルの研究はわが国の原発推進派の重鎮がいうように、デタラメでいい加減なものなのでしょうか。この論文が少なくとも二人以上の専門家のチェックをうけた上で、専門学術誌に発表されているということを考えれば、そこまで酷いものではないでしょう。実際に論文を読んでみて、データの解析手法など専門的に十分通用するものであり、何らの欠点も見い出せませんでした。それで、私はアエラの記者に、自分の感じたままを答えました。その記者が、そういう私のコメントをアエラに掲載してもいいかと訊ねたので、「いいですよ」と返答しました。

放射線に関する国際的権威機関としては、よく知られている国際原子力機関（ＩＡＥＡ）と国際放射線防護委員会（ＩＣＲＰ）があります。ＩＣＲＰが提案している放射線のリスクがかなり低く見積もられていることは前著で述べました。一方、これとは対照的に、かなり高く見積もっている、と思われるのが欧州放射線リスク委員会（ＥＣＲＲ）です。これによると、放射線の人体影響は、ＩＣＲＰの一〇〇倍から一〇〇〇倍にもなります。トンデルの研究でも、放射線へのばく露はもっぱら外部被ばくであり、これまでのところ内部被ばくの影響は何も解明されていません。しかし、我々が問題にすべきことは、内部被ばくによる放射線の影響なのです。

本書では、放射線の生物や人間への影響について、とくに内部被ばくに焦点をあてつつ、最新の知見を紹介します。放射線をはじめ、有害物質への感受性が極めて高く、もっとも影響をうけるのは胎児と乳児、そして子どもです。これらのライフステージでの研究例を中心にして、放射線のリスクを解説します。その結果から、ＩＣＲＰとＥＣＲＲのリスクのどちらの方により信を置かれるのか。それは読者ご自身が判断してください。

なお、詳しく知りたい読者のために、参考文献は最後に掲載順にまとめています。参考にしてください。

第一章　内部被ばくと外部被ばくのちがい

今日まで、放射線による生物や人間への影響を調べたほとんどすべての研究は外部被ばくによるものであり、内部被ばくによる放射線の影響はまったく調べられていません。それでは、内部被ばくと外部被ばくというばく露様式のちがいにより、放射線の人間への影響はどのようにちがってくるのでしょうか。この章では、このことについて、解説します。

一　放射線の種類と透過性

一般的な放射線の解説書では、放射線の物質の透過性は次のように説明されています。アルファ線は紙一枚で、その透過性が阻止できますが、ベータ線は紙は透過します。ベータ線の透過を阻止するにはアルミニウムなどの薄い金属板が必要です。しかし、エックス線やガンマ線は鉛や厚い鉄板でなければ、その透過を阻止できません。ということで、アルファ線やベータ線よりも、エックス線やガンマ線のほうが、危険性が極めて高いような印象をうけるかもしれません。しかし、これはいずれも外部被ばくでの問題です。この考え方は内部被ばくではまったく通用しないことをまず強調せねばなりません。つまり、ア

図Ⅰ-1　各種放射線のエネルギーレベルと組織内透過距離

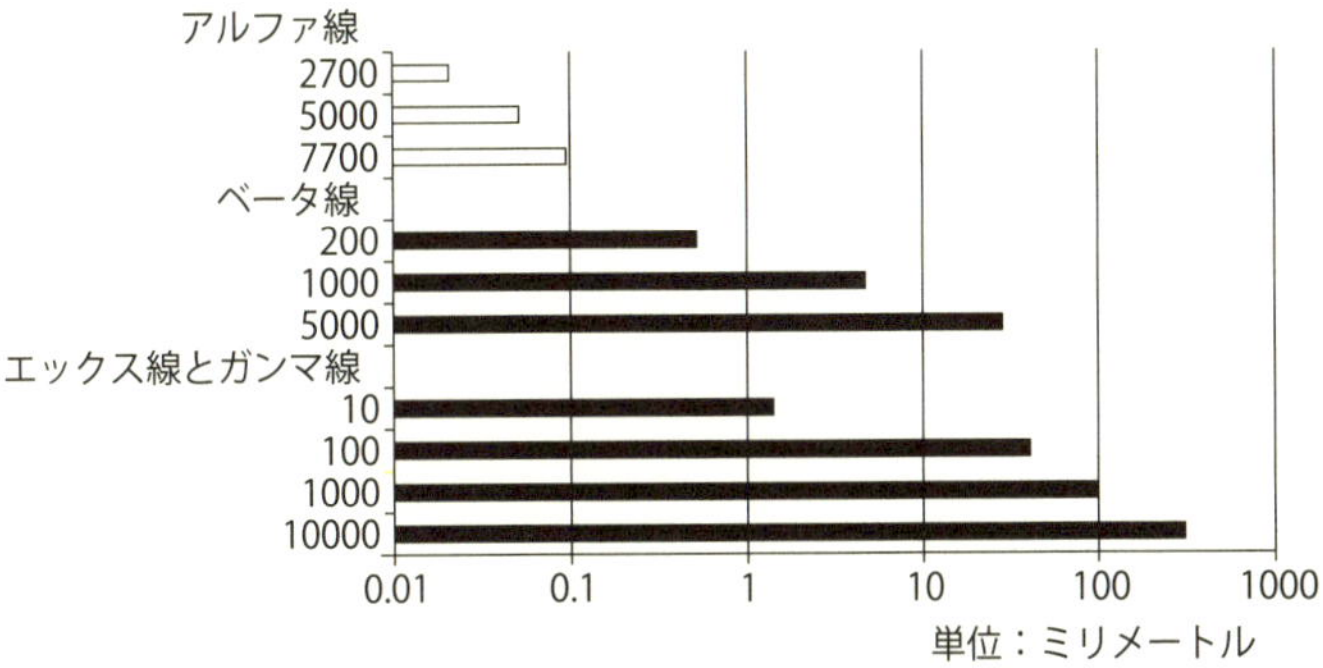

注1）縦軸の単位はキロ電子ボルト
注2）エックス線とガンマ線については放射エネルギーが半分になる距離

ルファ線やベータ線の外部被ばくを防ぐには、紙とか薄い金属板があれば大丈夫だから、内部被ばくでもあまり問題はない、という風に思われるかもしれません。しかし、放射性物質が体内に吸収された場合には、そこに紙とか薄い金属の衝立を立てることはできません。したがって、当然、被ばくの影響を避けることはできません。

　それでは、体内に吸収された放射性物質は組織や臓器の中で、放射線をどこまで放出することができるのでしょうか。ここでは、まず、このことについてお話しします。それは図Ⅰ－1に示されているとおりです。

　放射線の透過距離は放射線の種類と、そのエネルギーレベルにより、ちがってきます。

図Ｉ－１は、この両方がわかるようになっています。

アルファ線の場合には組織や臓器内を、数十マイクロメートルから一〇〇マイクロメートルしか進めません。しかし、それを体内の細胞の大きさと比較すると、そこには無数の細胞が存在します。外部被ばくの場合には、紙とかアルミニウムで、その放射線をブロックすることができます。ところが、放射性物質が体内に吸収されてしまった内部被ばくでは、たとえ透過力の弱いアルファ線やベータ線でも、無数の細胞がその影響をうけることになります。これが外部被ばくと内部被ばくの最大のちがいです。ですから、内部被ばくの場合には、私たちが予想できないほどの大打撃を被る可能性があります。

これまで、国際放射線防護委員会（ＩＣＲＰ）は、もっぱらわが国の原爆被災者の外部被ばくのデータにもとづいて、放射線の人間への影響を調べ、そのリスクを評価してきました。それがいかに放射線のリスクを過小評価していることになるのか。これだけのことからでもわかっていただけると思います。ですから、欧州放射線リスク委員会（ＥＣＲＲ）のリスクが、ＩＣＲＰのリスクよりも一〇〇倍から一〇〇〇倍も高くなってもおかしくないのかもしれません。

さらに、内部被ばくによる人間への影響を考える場合に重要となる、いくつかのポイントについて、次項以下で説明します。

二　細胞分裂周期の時期による放射線への感受性のちがい

ガンの治療に放射線が有効というのは、よく知られた事実です。その理由は、ガン細胞が盛んに細胞分裂をしているからです。また、卵巣や精巣のように卵子や精子を作っている生殖器官も、放射線の影響をうけやすいことはよく知られています。ここでも盛んに細胞が分裂しています。このように盛んに細胞分裂を行っている組織や器官は放射線の影響をうけやすいのです。その理由は、細胞分裂の際のあるステップが放射線への感受性がとくに高くて、影響をうけやすいからです。図Ｉ－２に細胞分裂のと

図Ｉ-2　細胞分裂における細胞周期の各ステップ

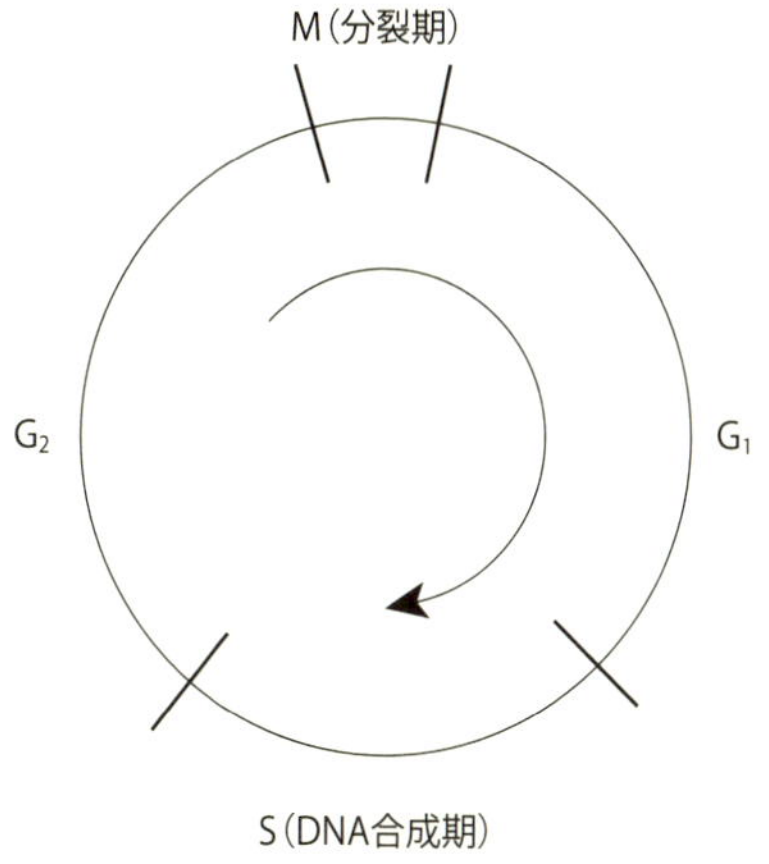

きの細胞周期を示します。

細胞分裂は周期的な現象ですので、この図のように円として描くことができます。この円の円周がその細胞の分裂周期時間です。この図では分裂期をM、DNA合成期をSで表わしています。M期からS期に至るあいだのDNAが合成されていない時期をギャップ1といい、G_1で表わします。また、S期からM期に至るあいだのDNAが合成されていない時期をギャップ2といい、G_2と表示します。

このように、増殖している哺乳動物の細胞は培養細胞であっても、組織で正常に機能している細胞であっても、すべての細胞に分裂周期があります。その周期はM期、G_1期、S期、G_2期にわけられ、G_2期のあとに細胞は再び分裂します。細胞分裂周期の各期の長さは細胞により相違します。しかし、M期とS期そしてG_2期の長さには、大きなちがいはありません。細胞分裂周期時間のちがいは、おおむねG_1期の長さのちがいによって説明できます。

それでは、放射線の影響は、これらの細胞分裂周期の時期により、どのようにちがっているのでしょうか。次は、このことについてお話しします。図I－3を見てください。

これはチャイニーズハムスターという動物の卵巣の培養細胞を分裂期細胞収集法で集め、

図Ⅰ-3　細胞周期各時期での放射線に対する感受性

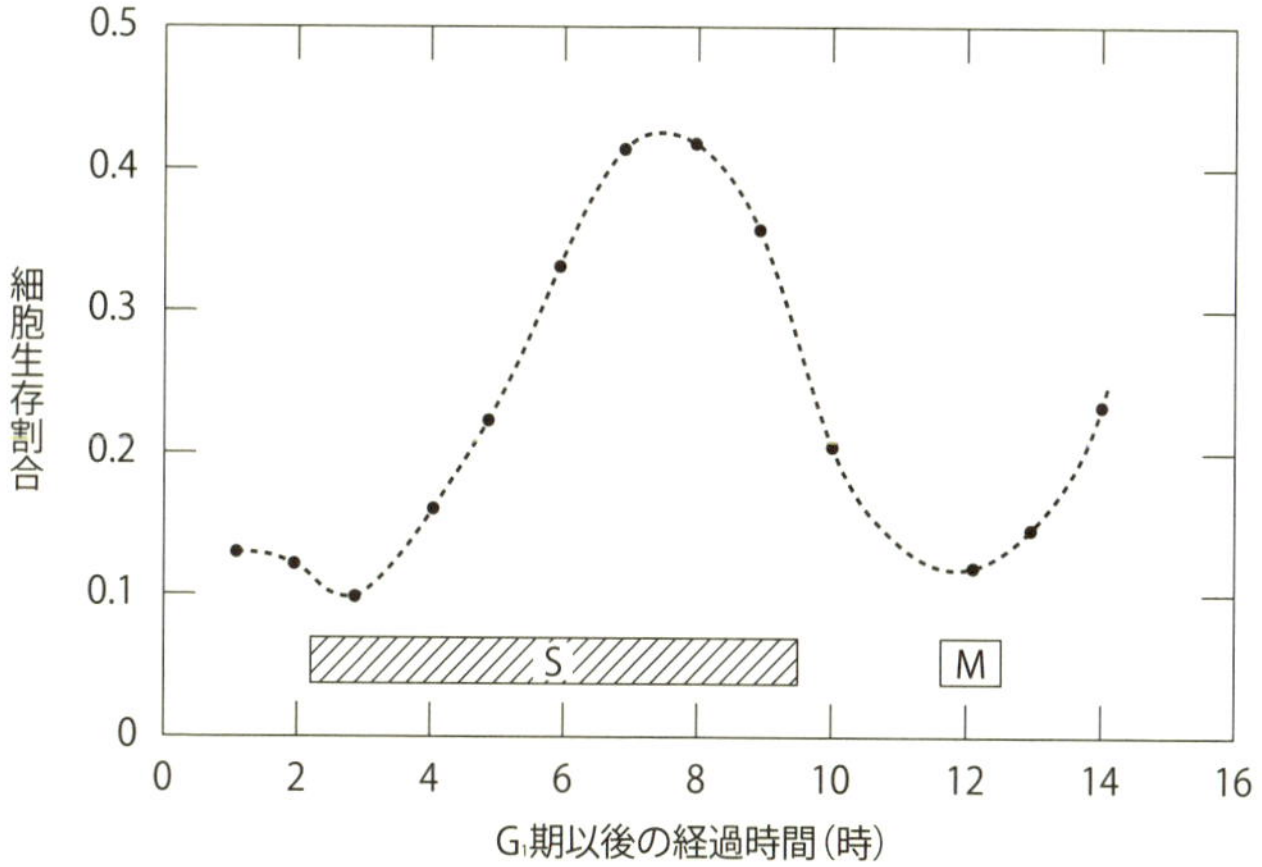

その後、経時的に六・六グレイ（一八六〇ラド）の放射線を照射して、細胞の生存割合を調べたものです。

時間〇は分裂期の細胞を集め、培養を開始した時点です。それから一時間後、すなわち、細胞がG_1期のときに放射線を照射すると、その生存率は一三パーセントしかありません。ところが、細胞がS期に入ると生存率は急上昇し、S期の終盤では四二パーセントの細胞が生存しています。S期からG_2期に入ると生存率が低下し、M期で最低になります。

このような細胞周期の時期による放射線への感受性のちがいは他の細胞、たとえば人間の子宮頸ガン由来のヒーラ細胞でも認められています。

細胞周期の時期により、放射線への感受性、つまり、影響のうけ方にちがいがあることがわかりました。次は、このことを図I－4により、もう少し詳しく見てみます。

ここではまず、チャイニーズハムスター卵巣の培養細胞を用いて、M期、G_1期、S期の初期と末期、図ではそれぞれESとLS、そしてG_2期の細胞を集めます。そして、それらに図の横軸に示されている放射線を照射後、それぞれの生存曲線を求めています。この図では、曲線の下降が急であるほど生存している細胞の割合が少ない。すなわち、それだけ放射線の影響をうけやすい、弱いということです。

そうすると、もっとも放射線に弱いのはM期とG_2期の細胞ということになります。逆に、もっとも放射線に強いのはS期の末期です。そして、G_1期とS期の初期は両者の中間というように理解できます。

ここでもう少し、この感受性の問題を具体的な数値で考えてみます。たとえば、六〇〇ラド（六グレイ）の放射線を浴びた場合、M期とG_2期の細胞では一パーセントしか生存していません。ところが、S期末期の細胞では三〇パーセントも生存しています。また、一〇〇〇ラド（一〇グレイ）の放射線を浴びると、M期とG_2期の細胞は死滅しますが、S

図Ⅰ-4　照射線量と各細胞周期での生存割合

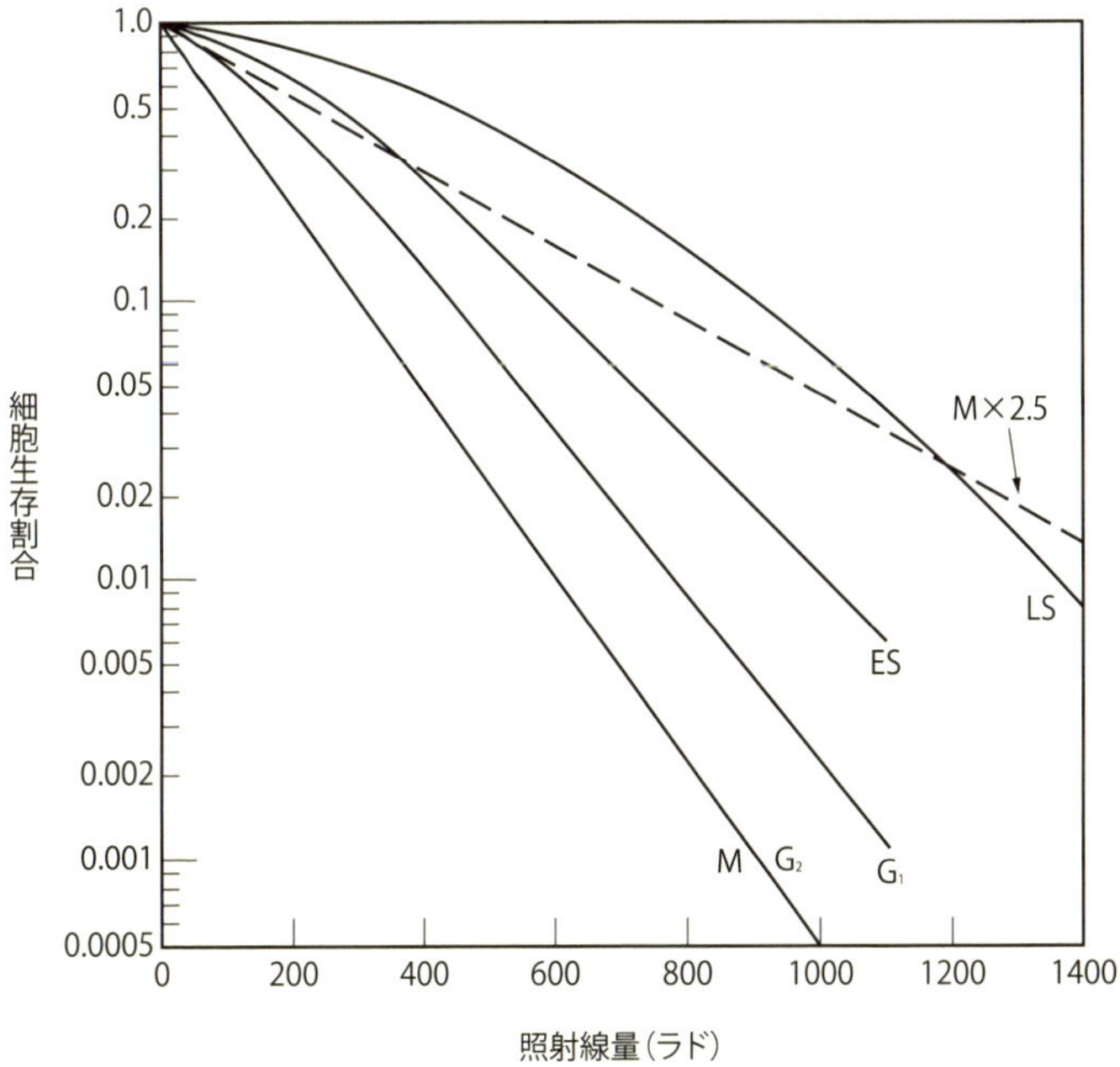

期末期の細胞は七パーセント生き残っています。

ここで見ている指標は細胞の生存率ですから、生きるか死ぬかという両極端を判定の基準にしています。それでも、放射線への感受性は細胞周期によって、三〇倍はちがいます。

しかし、細胞が死んでしまったのでは、放射線の影響は子孫へは引き継がれません。問題は放射線の影響をうけて生き残った細胞なのです。そのような細胞の遺伝子や細胞質、核質に放射線の影響がどのような障害として、刻印されているかということが問題なのです。

この図ではもう一つ別の問題点が検討されています。それは酸素の効果です。破線は酸素が欠乏している状態で、M期の細胞に放射線を照射したと仮定した場合の生存割合です。実線の酸素が十分に存在する状態でのM期の細胞の生存曲線に比べて、傾斜が二・五倍ゆるやかになります。これはもっとも放射線に強いS期末期の細胞と同等の抵抗性です。このことは、もっとも影響を受けやすい分裂期の細胞と、もっとも影響をうけにくいDNA合成期末期の細胞との感受性の差は酸素に依存している、ということを示しています。すなわち、放射線により酸素が変化してできる活性酸素による障害への感受性に依存しているということです。

短時間の外部被ばくの場合には、そのとき、たまたまどの細胞周期であったかによって、それぞれの細胞がこうむる放射線障害はちがってきます。ところが、内部被ばくの場合には、放射線源、すなわち放射性核種がそこに存在するかぎり、細胞分裂を行っている細胞は最大の障害をうけつづけることになります。

このように外部被ばくと内部被ばくによる影響は、質的にまったくちがっています。細胞の放射線への感受性という視点からも、内部被ばくによる影響のほうがはるかに甚大なのです。

三　放射線の生体への作用——最近わかったこと

国際的にもっとも権威があり、そして多くの人々から信用されているＩＣＲＰが放射線の人間への影響を評価するためのリスクモデルを考案してから随分と時間が経ちました。ですから、そのモデルに新しい知見などを加味した最新モデルによりリスクを評価しているようです。

しかし、根本的な考え方は変わっていません。その根幹は原爆被災者のデータであり、もっぱら外部被ばくによるものです。

これまでの説明でもおわかりのように、外部被ばくと内部被ばくでは、放射線の影響はまったくちがいます。そのことを考慮していないＩＣＲＰによる放射線のリスク評価は根本的にまちがっているといえます。ここでは、内部被ばくによるリスクを考えるに際し、極めて重要と考えられるいくつかの最新の情報についてお話しします。

(1) 遺伝子不安定性

二十世紀末からの低線量被ばくによる影響研究の進展には目覚ましいものがあります。それがこれからお話しする遺伝子不安定性とか、次の項で取り上げるバイスタンダー効果です。さらには、放射線を一ミクロン程度のマイクロビームに絞る技術が開発されたことによる影響研究の新展開です。

それでは、遺伝子不安定性からはじめます。それにはまず、被ばくした細胞が、その急性障害を乗り越えて、生き残らねばなりません。その後、十数回から数十回の細胞分裂を繰り返したあとに生まれる子孫細胞に先祖の被ばくが原因と考えられる遺伝的影響、つまり遺伝的に不安定な状態が発現する現象です。それも、被ばくしていないときの数倍から数十倍の頻度で現われます。これは先祖が被ばくした子孫細胞がＤＮＡの変異とは別の方法で、被ばくの経験を長期間に渡って記憶し、時々、思い出しているということなのです。

これを図示すると、図Ｉ－５になります。遺伝子不安定性では被ばくした親細胞から十数世代から数十世代あとの子孫細胞に、遺伝子の配置変換、染色体の異数性、小核――細

図Ⅰ-5　遺伝子不安定性により発現する細胞異変

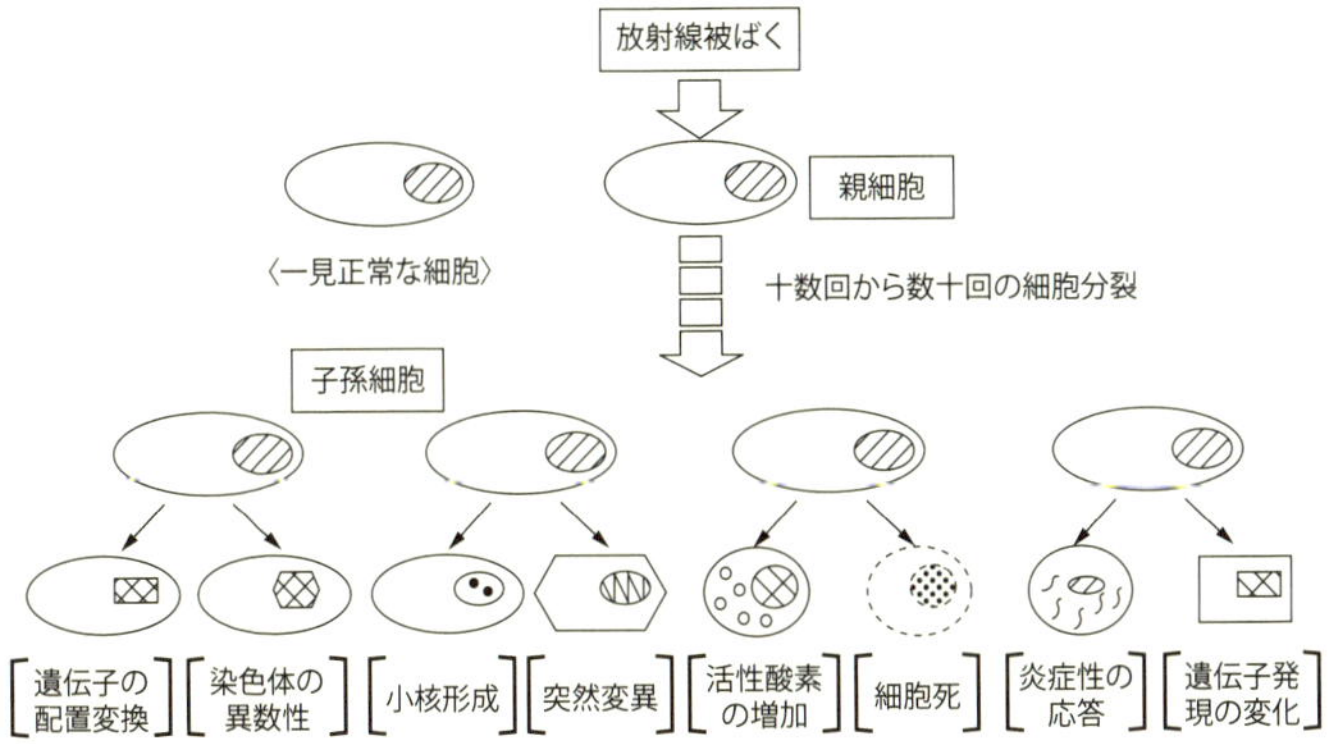

胞核のほかに一個から数個の小さな核が形成されることで、図Ⅰ－13に例示――の形成、遺伝子の突然変異、活性酸素の増加、細胞死、炎症性の応答、遺伝子発現の変化などの異変が生じます。

　あらゆる生物種は、その種に固有の一定の染色体の数と形を持っており、これを核型といいます。この核型の完全無欠性がガン細胞では崩れており、その数が多いこともあれば、少ないこともあります。また、形が変化しており、長くなることもあれば、短くなることもあります。このような現象はガン細胞では普通のことであり、それがガン細胞のトレードマークでもあります。このことは、遺伝的安定性を失うこと、つまり、遺伝的に不安定になることがガンの発生を促進することを示しています。ですから、まず細胞が遺伝的に不安定な状態になること。それがあらゆる異変の前兆といえます。そして、そのような細胞の末路の一つがガンなのです。

図Ⅰ－５に示されている遺伝的不安定性により生ずる細胞変異は、遺伝子が直接に損傷されていなくても起こります。もし、遺伝子の損傷が生じているのであれば、何十回も正常に見える細胞分裂を継続することはできません。実は、このことはとても重要なことなのです。それで、このことについては第一章の最後のところで、まとめてお話しします。

(2) バイスタンダー効果

バイスタンダー効果とは、放射線に被ばくした細胞から、その周辺の被ばくしなかった細胞へ遠隔的に被ばくの情報が伝えられ、被ばくしたのと同様の影響をうける現象のことです。

この現象は先述の遺伝子不安定性とも共通するところがあります。しかし、遺伝子不安定性の場合には親細胞は放射線を浴びています。ところが、バイスタンダー効果の場合には、まったく被ばくしていない細胞が、被ばくしたのと同様の影響をうけるというのです。

ですから、かなり不思議な現象と考えねばなりません。これまでの被ばくによる影響についての概念では到底説明できません。ここでは、この不思議なバイスタンダー効果について、具体的な研究事例を一つ一つお話しすることにします。このことが、実験的に証明できるということは、また、遺伝子不安定性を理解する際にも重要になります。

① 培養細胞系での研究

まずは、培養細胞系での研究事例です。この研究は一九九二年に発表されています。放射線被ばくの影響は、姉妹染色分体交換という遺伝子の突然変異とか発ガンとの関連性が高い、染色体の変化を指標として調べています。

ここで染色体について少し説明しておきます。たとえば、人間の染色体は図Ｉ－６に示すように、全部で四六本の染色体があります。

これは同じ染色体（相同染色体）が二本ずつ二三組あるからです。染色体の基本構成要素は遺伝情報が書き込まれた二重らせん構造のＤＮＡと、ＤＮＡが巻きついたヒストンというタンパク質です。そのうちの一本の染色体は、遺伝情報がまったく同じ二本の染色分

図Ⅰ-6　男性の染色体

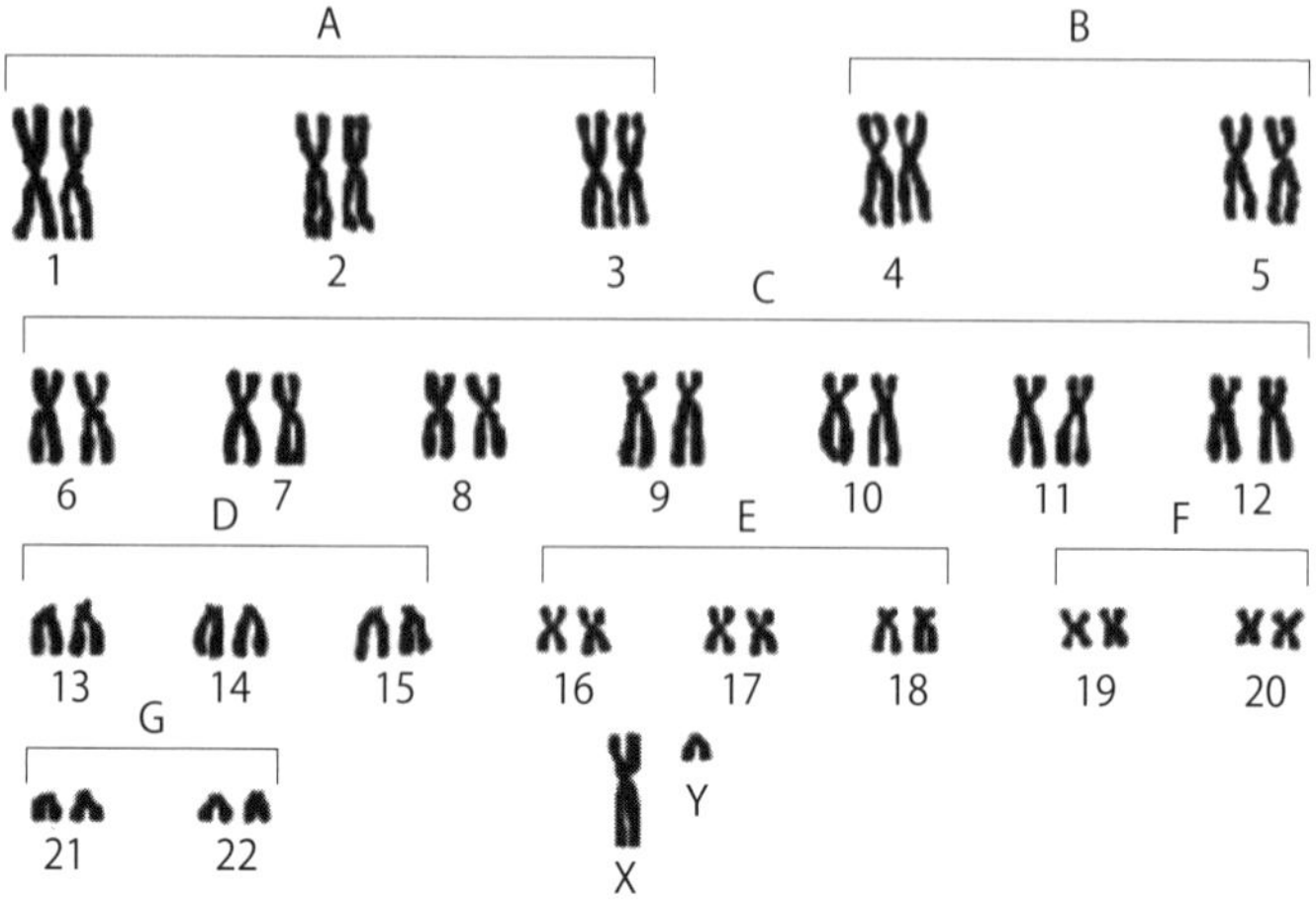

注）女性では男性のＸＹ性染色体がＸＸとなります

体から成り、中央部分のセントロメア（動原体）と呼ばれる部分でX字型にクロスしています。つまり、そこで二本の染色分体が接しています。この二本の染色分体のことを姉妹染色分体といいます。

放射線などによりＤＮＡに突然変異がおこったり、二重らせん構造のうちの一本が切断されると、姉妹染色分体交換の原因となります。さらに二本とも切断されると、染色分体も切断されます。このとき、一つの染色体において、両方の染色分体で切断が起こると、染色体切断となり、片方だけが切断されると、染色分体切断となります。ま

図Ｉ-7　代表的な染色体異常

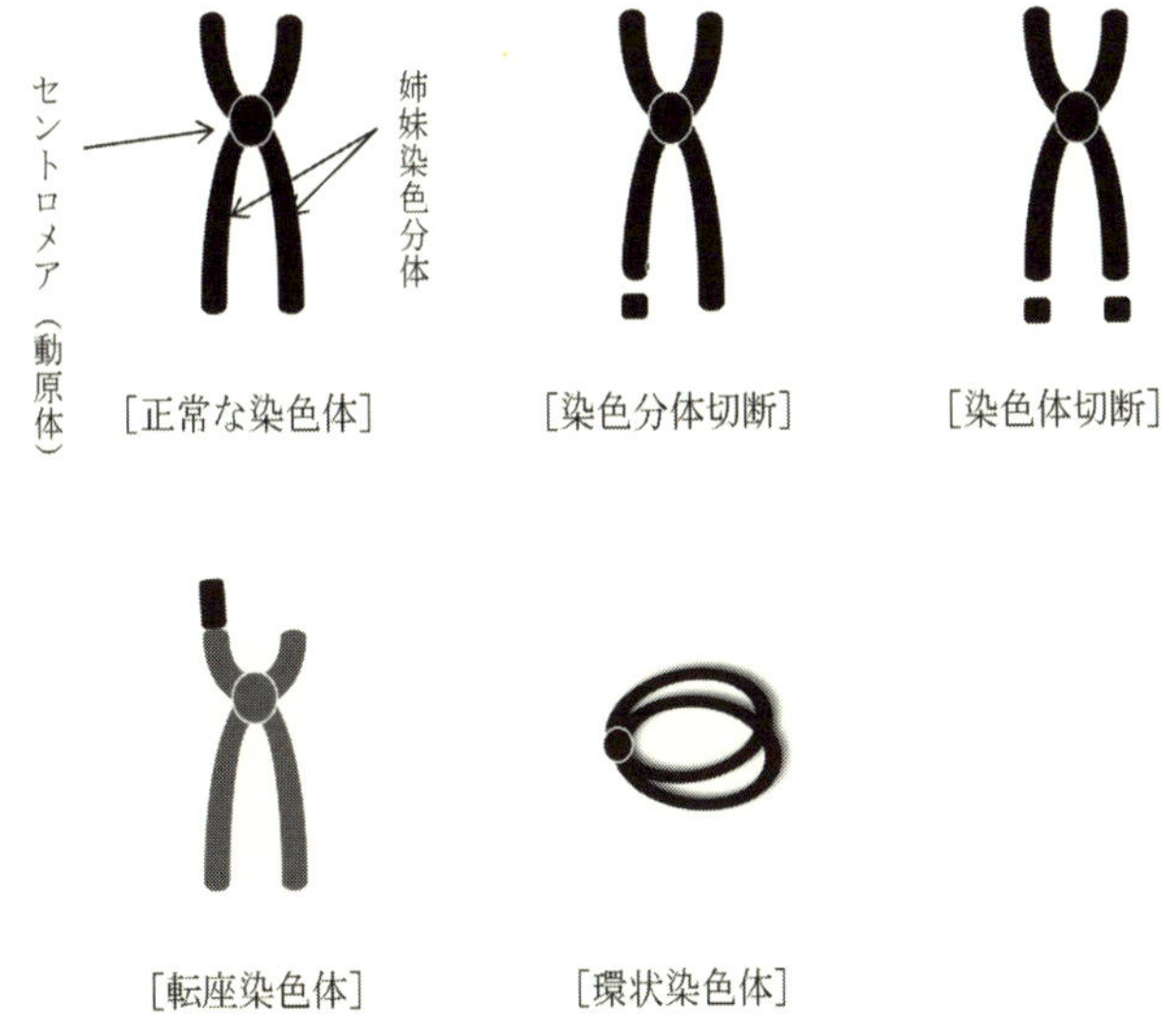

た、切断されたＤＮＡ小片がそのまま細胞内に取り残されると、それが小核になります。取り残されないで、同一のあるいは別の染色体のＤＮＡに結合した結果が、染色体転座です。さらに、染色体切断の染色体側のＤＮＡ断面がその染色体のＤＮＡと結合してリングを形成することがあります。これが環状染色体です。図Ｉ－７に染色体異常の代表的なものを示します。以上のような細胞核や染色体の異常は、あとででてきます。おぼえておいてください。なお、姉妹染色分体交換と小核については、それぞれ図Ｉ－８と図Ｉ－13を参照ください。

染色体はいつも図Ⅰ－６のような形をしているのではありません。このような形になるのは細胞分裂のときだけです。いつもはもっとばらばらの解けた状態で、その形状も明確ではありません。

細胞分裂のとき、細胞中央部の赤道面に各染色分体が一列に並びます。そのとき、セントロメアに細胞の両極にある中心体から伸びた微小管が結合し、染色分体をそれぞれの極に引っ張って行きます。そうすることによって、二つの細胞へと分裂が進行するのです。

細胞分裂に際し、各染色分体が赤道面に整列し、それが微小管によって、一糸乱れず、正確に分配されることにより、まったく同じ細胞が二個できるのです。しかし、それぞれの段階のタイムスケジュールやメカニズムをコントロールしている因子などについては、ほとんどわかっていません。

遺伝子が正確に複製され、細胞が正確に増殖するのをコントロールするには、実に無限ともいえるさまざまな因子が関与しています。つまり、神業といわれるゆえんです。そこに放射線とか有害物質が作用するとき、生命は、その正常性、健全性が障害されます。二つの染色分体の交換もそのような障害の一つであり、また、後述する小核の形成もこの段階での障害により発生します。図Ⅰ－８に人間のリンパ球培養細胞で観察された姉妹染色

図Ⅰ-8　末梢血リンパ球培養細胞で観察された姉妹染色分体交換(矢印)

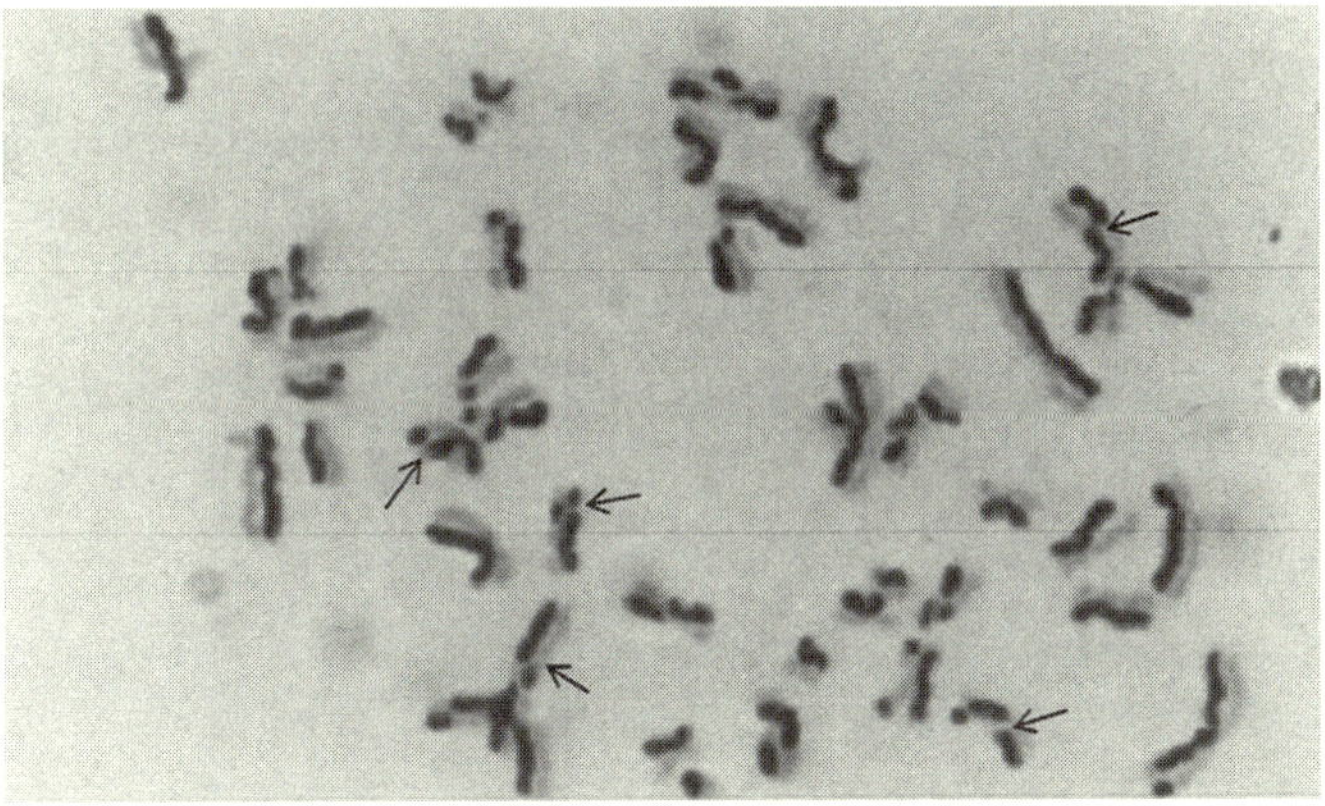

分体交換を示します。

この図では姉妹染色分体の一方が色素で染色されないように、リンパ球の培養中に特殊な化学物質で処理されています。そのために一方の染色分体が影のように、黒く染まった染色分体に寄り添っています。そうすることにより、黒い部分に影が入り、また、影の部分に黒が入っているのがわかります。ここで、染色分体の交換が生じているのです。

それでは、ここで一応染色体の説明を終わり、一九九二年に発表された研究の話に戻ります。この研究では、チャイニーズハムスター卵巣細胞に〇・一六ミリグレイから四・九〇ミリグレイのアルファ線を照射し、姉妹染色分体交換の頻度を調べています。

姉妹染色分体交換の頻度は、〇・三一ミリグレイまでドラマチックに上昇しました。ところが、二・四五ミリグレイ以上では頭打ちになりました。この実験結果を図I－9に示します。この図の横軸は染色体あたりの姉妹染色分体交換の頻度で、縦軸はそのような染色体を持つ細胞の割合です。

非照射のコントロールでの姉妹染色分体交換頻度の平均値は染色体あたり〇・三二九でした。それに対して、二・四五ミリグレイ照射での頻度〇・四五三です。コントロールよりも一・四倍頻度が上昇しました。また、〇・三一ミリグレイの照射では一・三倍上昇し、染色体あたり〇・四二五となりました。照射量が八分の一も少ないのに、姉妹染色分体交換頻度は六パーセントしか低下していません。このようなことは放射線が直接に照射されていない細胞にも姉妹染色分体交換が生じていないと、説明できません。

ということで、バイスタンダー効果のお話はここからです。この図で、白抜きの部分は非照射のコントロールの頻度に相当する姉妹染色分体交換で、斜線の部分はアルファ線の照射により生じた姉妹染色分体交換です。斜線部分の割合は〇・三一ミリグレイと二・四五ミリグレイの照射をした場合、それぞれ三〇パーセントと四三パーセントになります。ところが、調べてみると、実際にアルファ線が照射された細胞は全体の〇・一パーセント

図Ⅰ-9　アルファ線照射による姉妹染色分体交換頻度の分布

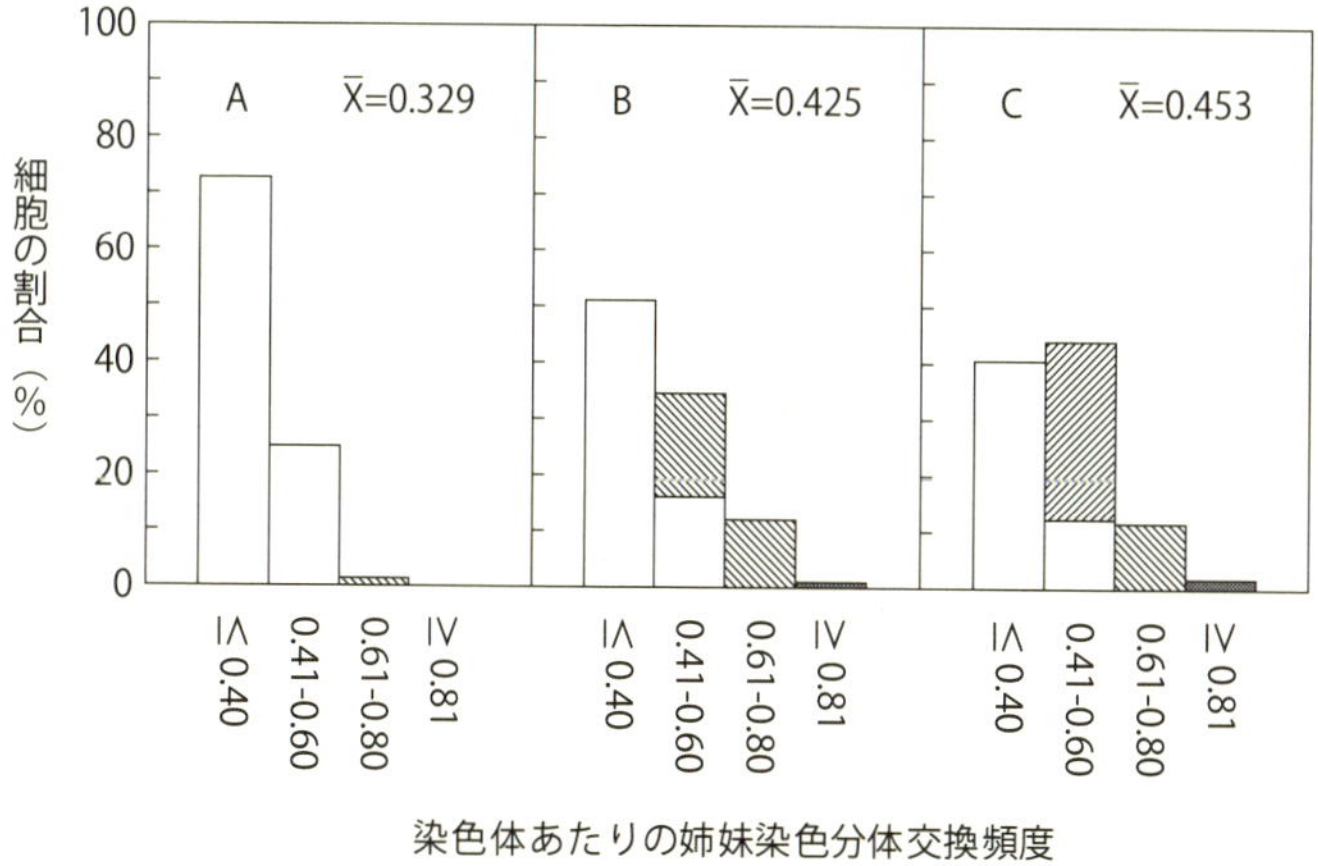

A：非照射（コントロール）
B：0.31 ミリグレイ照射
C：2.45 ミリグレイ照射

から〇・五パーセントだけだったのです。ということは、実際には被ばくしていない二九パーセントから四二パーセントの細胞で、姉妹染色分体交換という遺伝子の変異が発生していたのです。さらに、一三パーセントの細胞で染色体あたり〇・六一以上の高頻度の姉妹染色分体交換が生じていました。これは図のBとCの〇・六一以上の斜線部分の面積に相当します。〇・六一という頻度は非照射のコントロールではほとんど発生しません。

これまでの放射線の影響評価では、実際に放射線を浴びた細胞にしか、遺伝子への障害は生じないと考えられていました。ところが、そうではなかったのです。直接に被ばくした細胞により、その遺伝的障害が、被ばくしていない細胞にも伝達されていたのです。これがバイスタンダー効果です。

このバイスタンダー効果を考慮すると、放射線の遺伝子への影響は計り知れないほど大きくなります。そういう意味で、この現象はとても重要な生物学的意味を持っています。ですから、もっと詳しく、このことについてお話しします。

【グリッドで被ばくしなかった細胞にも遺伝的影響が生じる】

先程の実験は放射線へのばく露時間から被ばくした細胞の割合を算出しています。そして、それに対して、遺伝的影響をうけた細胞が桁外れに多いので、被ばくしなかった細胞にも遺伝的影響が生じていると判定していました。いってみれば、間接的な評価でした。しかし、今度の実験は、もっと直接的に証明しています。すなわち、アルファ線の線源と培養細胞の間に放射線の遮蔽グリッドを置きました。そして、実際に被ばくしなかった細胞にも遺伝的影響、すなわち染色体の異常が認められるというものです。この実験の結果を表Ｉ－１に示します。

表Ⅰ-1　造血幹細胞における被ばくと染色体不安定性

アルファ線照射量（グレイ）	異常細胞率（%）	染色分体切断数	染色分体交換数	染色体切断数	環状染色対数	染色体転座数	異常数／細胞
コントロール	5.4	36	0	12	0	0	0.07
1グレイ	13.6	191	4	24	3	0	0.22
1グレイ+グリッド	13.2	128	15	29	5	6	0.21

注1）1グレイの吸収線量はグリッドで遮蔽されていない細胞の場合
注2）コントロール VS 1グレイ：$p = 1.5 \times 10^{-6}$ で明らかに上昇
注3）コントロール VS 1グレイ+グリッド：$p = 3.4 \times 10^{-7}$ で明らかに上昇
注4）1グレイ VS 1グレイ+グリッド：$p = 0.63$ で変化なし

この実験では、ネズミの造血幹細胞を用いています。表で、一グレイ＋グリッドというのは造血幹細胞とアルファ線源とのあいだにアルファ線をブロックする格子状の遮蔽グリッドを設置したということです。ですから、グリッドのない部分の細胞にのみアルファ線が照射されています。

グリッドを設置しない場合には、アルファ線の被ばく後、生存している細胞の二〇パーセントに一個あるいはそれ以上のアルファ線粒子が通過しています。それに対して、グリッドを設置すると、アルファ線が通過する細胞は最大で三パーセントにまで減少します。このような条件下で、アルファ線の被ばくによる染色体への障害を比較したのが表Ⅰ－1です。

染色体の障害としては、染色分体交換、染色分体切断、染色体切断、環状染色体、転座のある染色体が調べられています。結果は一目瞭然です。

アルファ線が照射されていないコントロールと比較して、いずれの染色体異常もアルファ線の照射により、大幅に増加します。しかし、グリッドがあっても、なくても、結果はあまりちがいません。たとえば、グリッドなしとありでは、それぞれ染色分体切断は一九一対一二九、染色分体交換は四対一五、染色体切断は二四対二九、環状染色体は三対五、染色体転座は〇対六となっています。むしろグリッドがあったほうが、異常が高まっているともいえます。

このように、直接にアルファ線を被ばくしなくても、被ばくしたのと同じような染色体異常が発生します。これがバイスタンダー効果であり、染色体不安定性ということです。

② マイクロビームによる新しい展開

一九九〇年代に入ると、マイクロビームという新しい技術を用いた放射線の生物への影響研究がスタートします。この技術により、一個の細胞の特定の場所に一定の数の放射線、たとえばアルファ線を照射し、その影響を研究することができるようになりました。ですから、細胞核へ照射したり、あるいは細胞質へ照射したりして、放射線の影響を比較することもできるようになったのです。

これまでにお話しした研究では、細胞に直接、放射線が照射されなくても、直接照射された細胞の影響が、その周辺の細胞へも伝達され、同様の遺伝的障害を生ずるというものでした。しかし、細胞のどこに、どれほどの放射線が照射されたかは、これまでの研究ではわかりませんでした。これからのお話は、そのことも含めた、放射線の影響についてです。

【細胞核への照射】

まず、細胞核へアルファ線を照射した場合の研究です。この実験ではハツカネズミの線維芽細胞の細胞核にマイクロビームシステムで一定数のアルファ線を照射します。そして、七週間培養後に、線維芽細胞から腫瘍細胞への形態変化率を指標として、その影響を調べています。

マイクロビームスシステムでは細胞核へ照射するアルファ線の粒子数が正確に測定できます。このシステムと比較するために、従来の照射法（ここではそれをブロードビームシステムといいます）でアルファ線を細胞核へ照射した場合の形態変化率も求めています。ブロードビームシステムでのアルファ線の照射粒子数は平均値ということになります。

マイクロビームシステムでも、ブロードビームシステムでも、細胞核へ照射される粒子数が増加するとともに腫瘍細胞への変化率は上昇します。このとき、細胞核を通過するアルファ線の粒子が二個以上だと、両システムでの変化率はほぼ同じです。ところが、アルファ線の粒子が一個だと、マイクロビームシステムよりもブロードビームシステムのほうが明らかに変化率が高いのです。結果は図I－10です。

ここに示されているように、マイクロビームシステムでも、ブロードビームシステムでも、照射されていないコントロールの形態変化率には差がありません。ところが、一個のアルファ線粒子が照射されたとき、マイクロビームシステムでは変化率が一・二なのに対して、ブロードビームシステムでは、三・一に上昇します。

ブロードビームシステムでは、細胞核を通過するアルファ線の数は平均値であって、正確に一個ではありません。このシステムでは二六パーセントの細胞核で、一個以上のアルファ線粒子が通過します。ですから、そのために、細胞の変化率が上昇したものと考えられます。

このことの意味は、二個以上のアルファ線粒子が常時、細胞核を通過するような高レベ

図Ⅰ-10　アルファ線粒子への被ばくシステムのちがいと腫瘍細胞への形態変化率

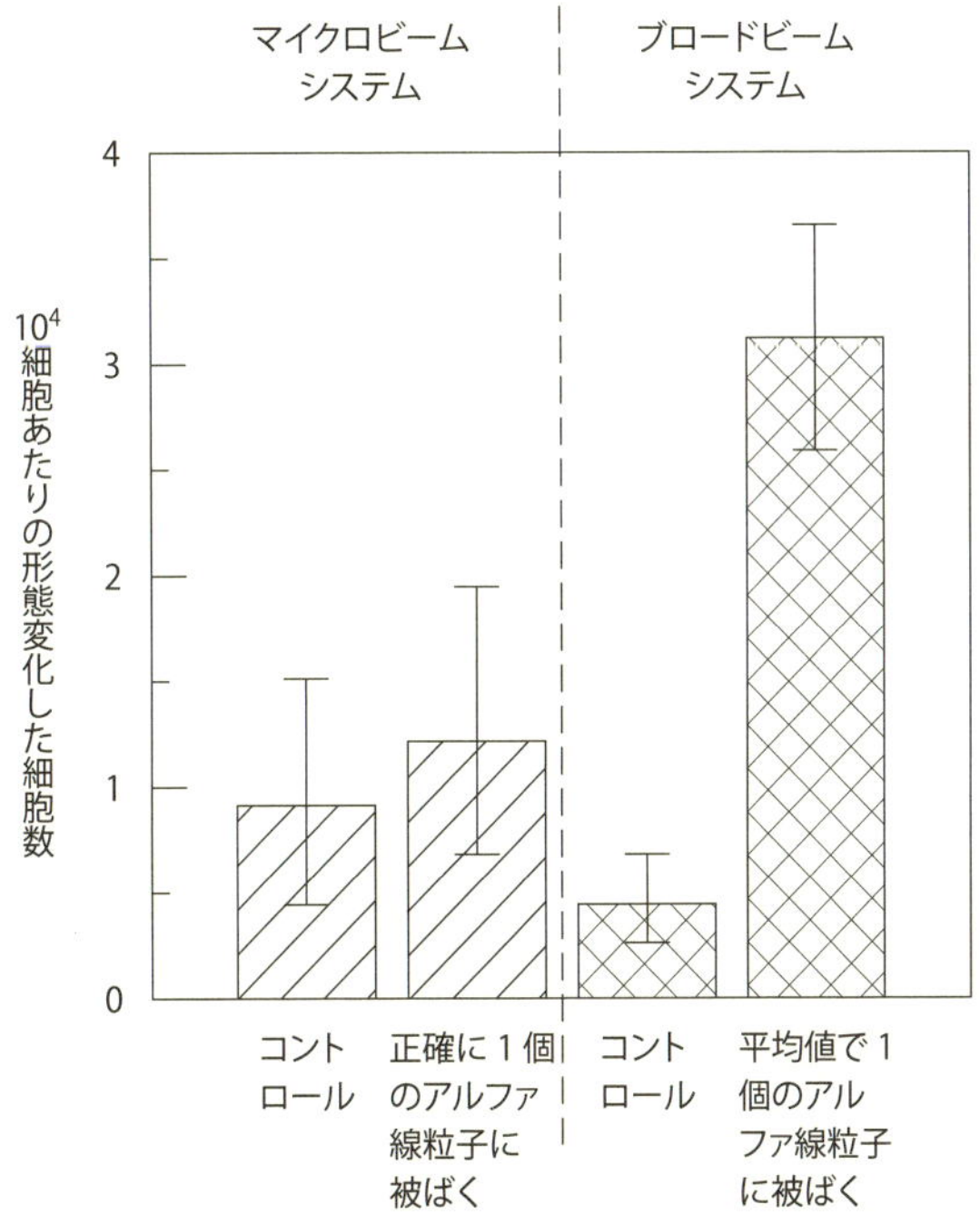

ルのアルファ線への被ばくリスクでもって、一個以下のアルファ線粒子しか通過しないような低レベルでのリスクを推定すると、リスクを過大に評価する可能性があるということです。

【細胞質への照射】

細胞核にアルファ線を照射すると、その照射量に応じて、急速に細胞が死滅します。ですから、前項でのお話は生き残った幸運な細胞での結果です。ところが、細胞質にアルファ線が照射された場合には大部分の細胞が生き残ります。バイスタンダー効果により、このときにも遺伝子の損傷が生ずれば、より多くの細胞が生き残るという意味で、影響は細胞核へ照射した場合よりも甚大です。次にはこのことを調べた研究についてお話しします。

この実験はチャイニーズハムスターと人間の融合細胞で、この細胞には人間の一一番染色体が存在します。一一番染色体にはリンパ球の分類（ＣＤ）でＣＤ五九抗原の遺伝子があります。ＣＤ五九抗原が融合細胞の表面に発現されると、ある種の抗体により、細胞が破壊され、消失します。ところが、放射線の照射により、ＣＤ五九遺伝子に突然変異が生じ、ＣＤ五九抗原が発現されなくなると、その融合細胞は抗体からアタックされなくなり、

図Ⅰ-11　アルファ線の照射とCD59突然変異細胞出現頻度

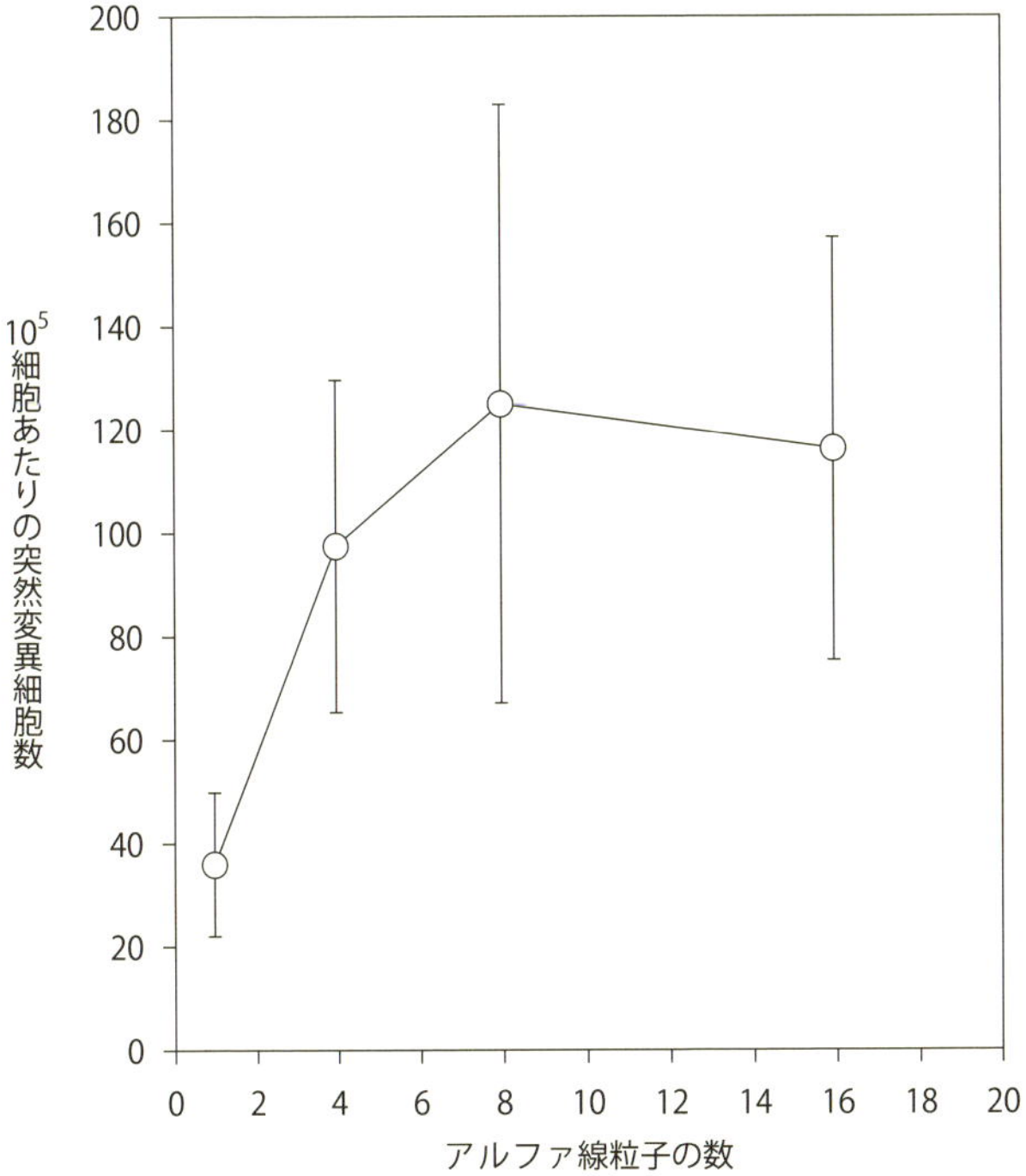

生き残ります。実験では、生き残った細胞の出現頻度を指標として、アルファ線の遺伝子への影響を調べています。結果は図Ⅰ－11です。

この場合のコントロール、つまり自然に発生する突然変異細胞の数は細胞一〇万個あたり四三でした。それが、細胞質を通過するアルファ線粒子が多くなるほど上昇します。そして、通過するアルファ線粒子が八個でピークとなり、このときの変異細胞数は一二五でした。コントロールの約三倍です。しかし、それ以上粒子の数が多くなっても、変異細胞の数は増加しませんでした。

すなわち、アルファ線が細胞核ではなくて、細胞質を通過した場合でも、遺伝子へのダメージが惹起されます。

このような現象は、これまでお話ししてきたバイスタンダー効果という考え方によれば、まったく当然のことです。しかし、それでは、一体、なぜこのようなことが生じるのでしょうか。この研究では、そのことについても調べています。次には、この点について説明します。

ここでは活性酸素捕捉剤、つまり活性酸素の作用を弱めるDMSOと活性酸素の作用を高めるBSOという二つの化学物質を用いて、その原因を調べています。すなわち、アルファ線を細胞質に照射した場合の遺伝子への影響は、そのときに発生する活性酸素によっているという仮説をこれら二つの化学物質により実証しようとしているのです。結果は図I－12です。

まず、四個のアルファ線粒子を細胞質に照射します。すると、細胞一〇万個あたり一三〇個ほどの細胞に突然変異が生じます。次は同数のアルファ線を細胞質に照射する前

図Ⅰ-12　アルファ線の照射によるCD59突然変異細胞出現頻度に対するDMSOとBSOの影響

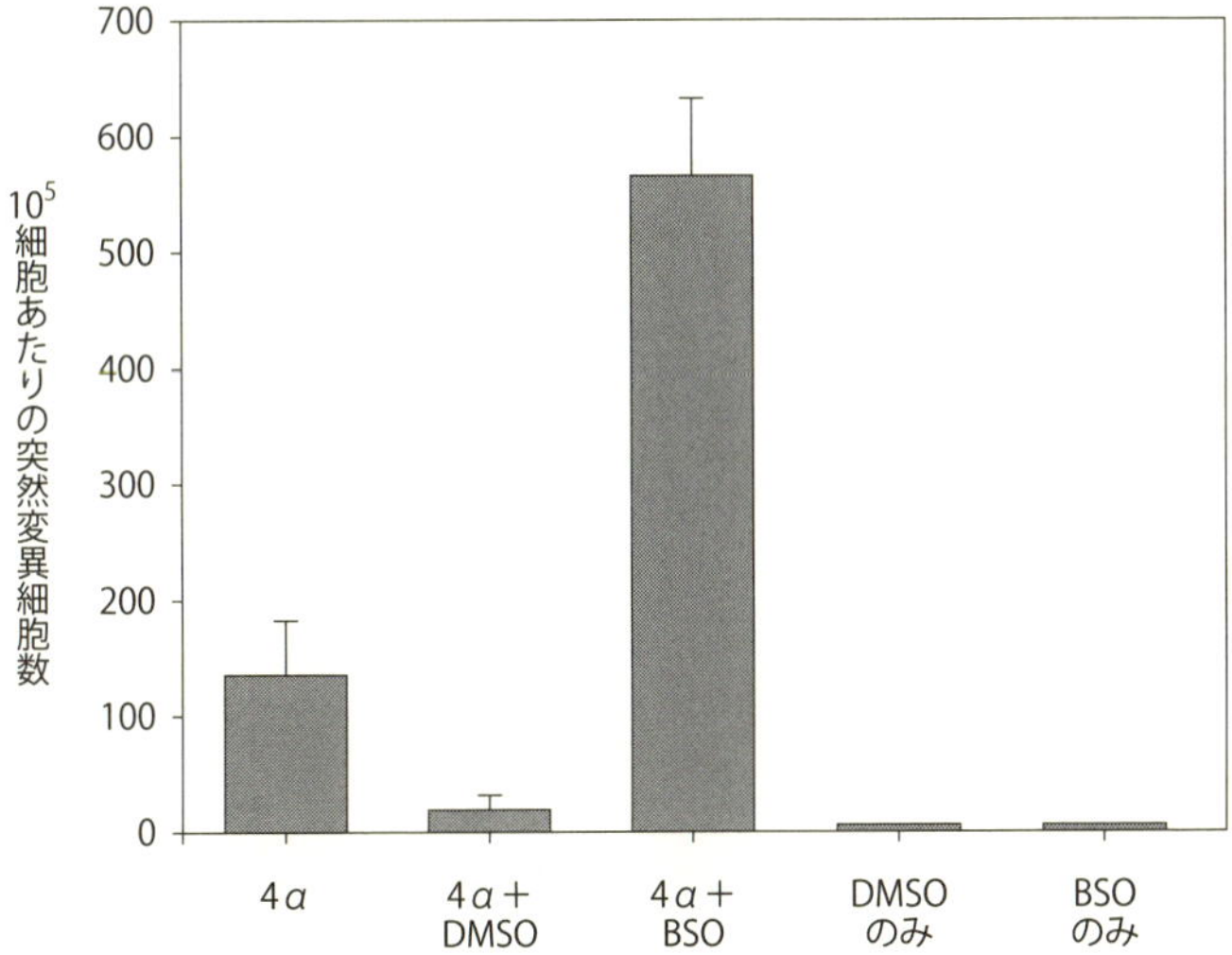

後に一〇分間だけ、活性酸素を消去する性質を持つＤＭＳＯで細胞を処理します。すると突然変異細胞の数が約一〇分の一に減少しました。ところが、アルファ線を照射する前に一八時間、ＢＳＯで細胞を処理すると、アルファ線だけを照射した場合よりも突然変異が約四倍上昇します。ＤＭＳＯだけ、あるいはＢＳＯだけでは、突然変異は起きません。このことは、図の右端と右から一番目のグラフに示されています。

この実験から、細胞核ではなくて、細胞質に放射線を照射しても、その影響は活性酸素という化学物質を介して、細胞核の中にある遺伝子を障害し、突然変異を誘発することがわかります。

【培養ろ液でのバイスタンダー効果】

バイスタンダー効果により、遺伝子という、これまで放射線のターゲットと考えられていて、放射線が直接にヒットしないかぎりは、遺伝的影響は起こらないと信じられていたもっとも根本的な考え方が否定されました。このことに関連して、もう一つ別の実験を紹介します。

この実験では、人間の線維芽細胞と乳ガン細胞を用い、小核という小型の異常な細胞核の出現を指標として、バイスタンダー効果を調べています。人間のリンパ球培養細胞で観察された小核の例を図Ｉ－13に示します。

前記二つの培養細胞にアルファ線を照射しているので、細胞核にも細胞質にもアルファ線粒子がヒットしています。それで、アルファ線によるバイスタンダー効果を調べるために、アルファ線が照射された細胞の培養液をろ過し、ろ液の遺伝的影響を調べたのです。すなわち、そのろ液で照射されていない別の細胞を培養して、ろ液の遺伝子障害作用の有無を小核誘発性の有無で判定しました。結果は図Ｉ－14です。

図Ⅰ-13　末梢血リンパ球培養細胞で観察された小核（矢印）

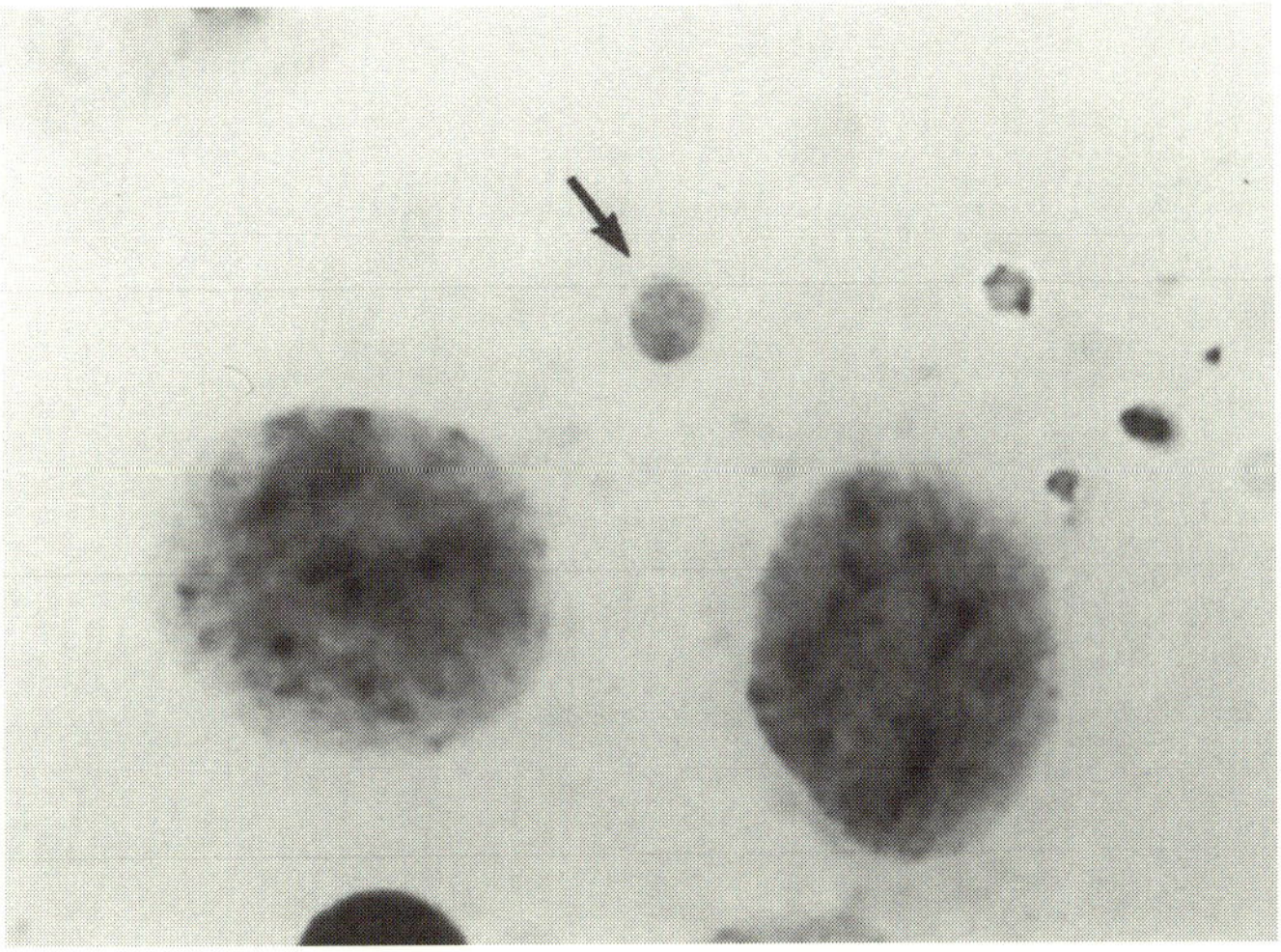

ここでAは乳ガン細胞、Bは線維芽細胞での結果です。また照射細胞というのは、実際にアルファ線が照射された細胞で、バイスタンダー細胞というのは、アルファ線が照射された細胞の培養ろ液で培養された細胞のことです。後者の細胞にはアルファ線はまったく照射されていません。

　アルファ線が照射されていないコントロールでも、ある程度の小核が形成されます。しかし、アルファ線が照射されるとそれぞれ、コントロールよりも二倍から三倍、形成頻度、つまり誘発性が高まります。そして、直接にアルファ線が照射されなくても、照射された細胞の培養ろ液で培養するだけで、やはり二倍ほど、小核の形成が多くなります。

これもバイスタンダー効果です。アルファ線が照射された細胞から培養液に放出された遺伝子や染色体を障害する物質については現在研究中です。

③　ハツカネズミでのバイスタンダー効果

これまでは培養細胞に放射線を照射し、そのバイスタンダー効果を調べた研究でした。この項での最後に、バイスタンダー効果が動物に放射線を照射した場合にも認められることについてお話しします。

ＰＴＣＨというレセプターの生殖細胞での遺伝子座がヘテロ接合体、つまり異なった対立遺伝子、すなわち優性と劣性の関係にあるそれぞれの遺伝子で占められている状態では、子どもの脳腫瘍、いわゆる髄芽腫に罹患しやすくなります。ＰＴＣＨヘテロ接合体のハツカネズミも人間の髄芽腫によく似た脳腫瘍を発症しやすい傾向があります。

この実験では、ＰＴＣＨヘテロ接合体のハツカネズミの生後まもない頃にX線を照射して、髄芽腫の発症を調べています。これまでの研究では、発症率は八〇パーセントにもな図Ⅰ-14　アルファ線が照射された細胞（照射細胞）と、その細胞の培養ろ液で培養された細胞（バイスタンダー細胞）での小核誘発性

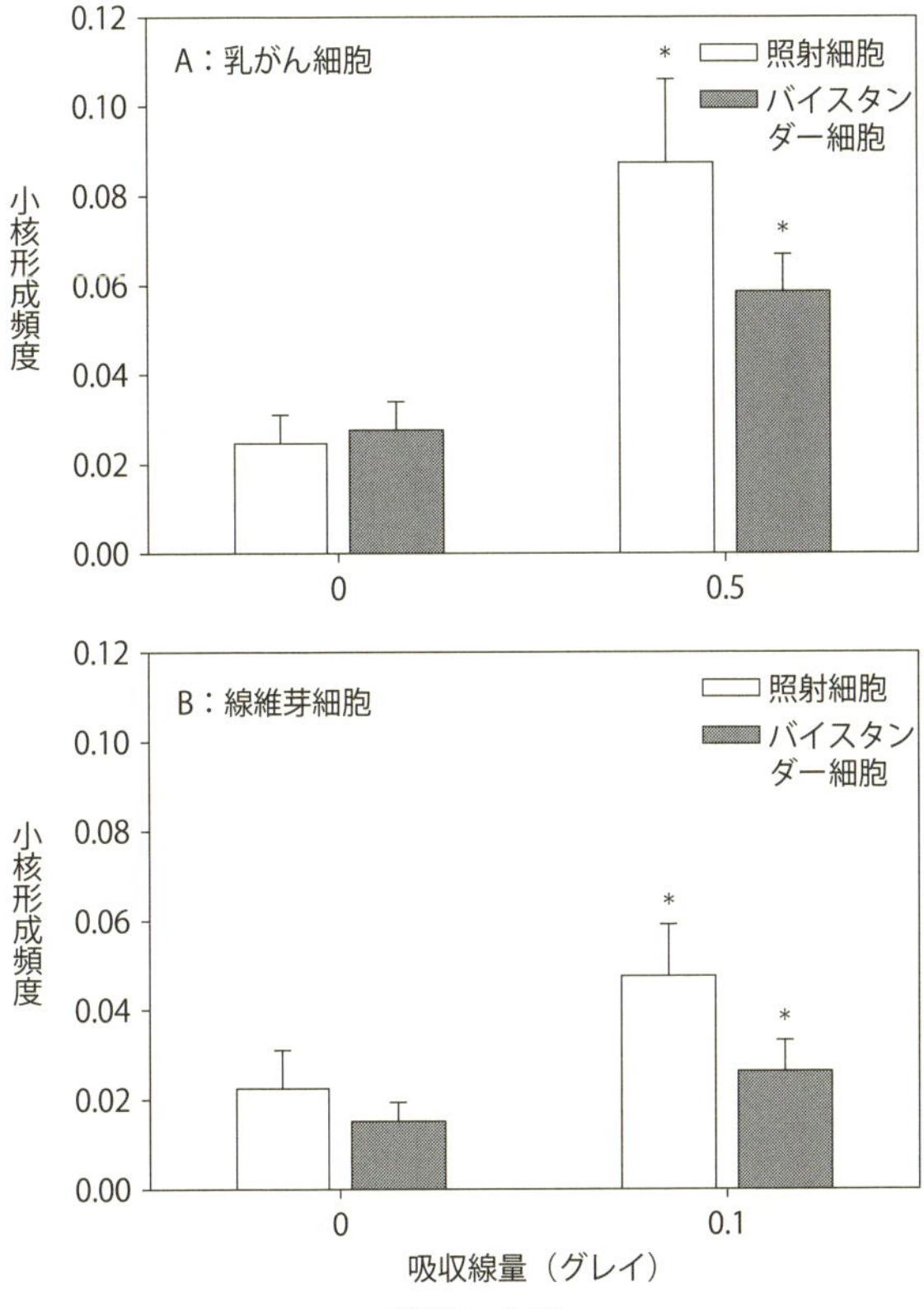

＊明確に上昇

ります。

ここでは三グレイの放射線を生後二日目のハツカネズミに照射します。そして、バイスタンダー効果を見るために、四種の照射グループについて、髄芽腫発症率を比較します。まず第一が、全身にそのまま照射するもので、これが全身照射グループです。次が、バイスタンダー効果を見るためのバイスタンダーグループです。このグループでは、頭部へ直接にX線が照射されないように、頭部に内径一〇ミリ、厚さ四ミリ、長さ一六ミリの鉛の円筒形シールドを被せます。このように鉛で頭部をシールドしても、三グレイの一・二パーセント、すなわち〇・〇三六グレイほどのX線が頭部に照射されてしまいます。そこで、このX線量を全身に照射するグループが必要になります。これを〇・〇三六照射グループとします。そして、最後がまったくX線を照射しないコントロールグループです。結果は図I－15です。

この図の縦軸は、脳腫瘍の発症率ではなくて、脳腫瘍のないハツカネズミのパーセントになっています。ですから、脳腫瘍を発症することにより、曲線は下降します。横軸はX線照射後の時間が週で示されています。

全身照射グループではX線照射により六二パーセントのハツカネズミが脳腫瘍で死亡し

図Ⅰ-15　ハツカネズミにおけるX線による脳腫瘍発症のバイスタンダー効果

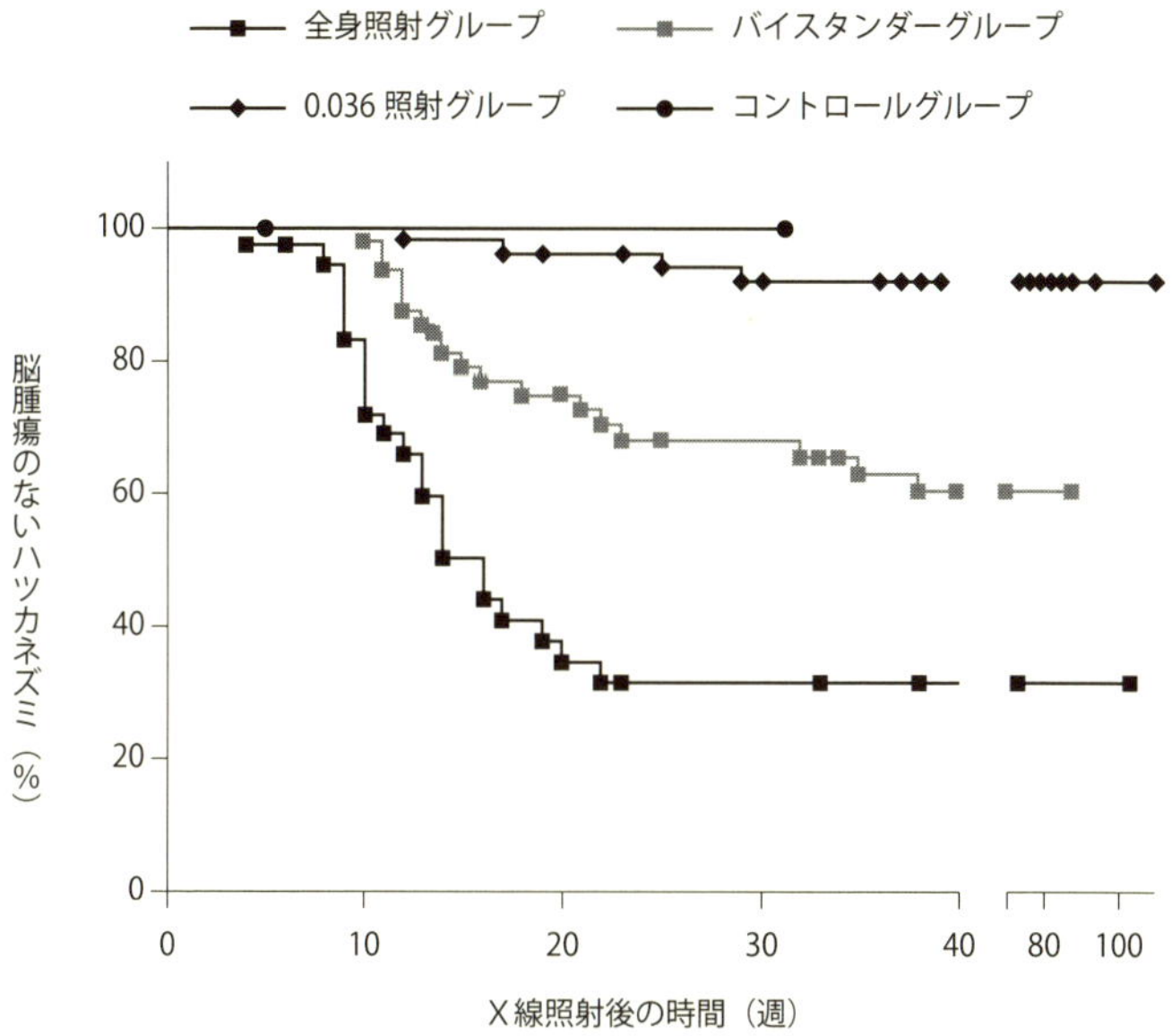

ます。しかし、頭部を鉛のシリンダーでシールドされたバイスタンダーグループでも三九パーセントのハツカネズミが髄芽腫で死亡します。コントロールグループではまったく死亡しませんが、〇・〇三六照射グループでは一〇パーセントほど死亡します。しかし、バイスタンダーグループほどではありません。

　このように、頭部に直接X線を照射しなくても、脳腫瘍を発症し、死亡します。これが個体でのバイスタンダー効果ということです。

培養細胞の場合には、細胞質への放射線の照射や、照射後の培養ろ液での細胞培養により、バイスタンダー効果を確認することができました。これは活性酸素とか、細胞外へ分泌された化学物質によって誘導される、と考えられます。では、今回のような動物全身でのバイスタンダー効果はどのようにして引き起こされるのでしょうか。次は、このことについてお話しします。

この実験では、直接にX線が照射されていない脳の細胞で、DNAの二本鎖切断が生じ、さらにそれに伴って、アポトーシスというプログラムされた細胞死が生ずることも示されています。

アポトーシスの制御異常は自己免疫疾患やガンなどの原因になると考えられています。X線が直接に照射されていないバイスタンダーグループでもDNAの切断やアポトーシスが生じているということは、これが髄芽腫の原因になっていると考えられます。

それでは、X線が直接照射されていない脳細胞に、どのようにして、X線が照射された部分の情報が伝達されるのでしょうか。そして、脳でアポトーシスが生じ、脳腫瘍が発症するのでしょうか。

細胞はギャップジャンクションという特別な構造によって、二つの細胞の細胞質間にチャンネルを形成し、さまざまな情報の伝達と交換を行っていることがわかっています。

ガンの発症を促進する発ガンプロモーターにＴＰＡという化学物質があります。ＴＰＡはギャップジャンクションでの細胞間の正常な情報交換を阻害することにより、その発ガンプロモーターとしての作用を発現しています。

ＴＰＡにより、Ｘ線障害の情報伝達が阻害されれば、Ｘ線を照射されていない脳細胞で、ＤＮＡの切断もアポトーシスも生じないことが、期待されます。そこで、バイスタンダーグループのハツカネズミにＸ線照射の三〇分前から二時間置きに照射後四・五時間まで、腹腔内にＴＰＡを注射しました。すると、ＤＮＡの切断はほとんど起こらず、アポトーシスも三分の一以下に減少しました。

これはＸ線が照射された部位で、その影響により生じた活性酸素とか、それに類する化学物質の伝達がＴＰＡにより阻害されたために、被ばくの影響が脳まで届かなかったからでしょう。

このような結果から、個体でのバイスタンダー効果はギャップジャンクションを介する細胞相互のコミュニケーションによっている、と考えられます。それにより、Ｘ線を照射された細胞の情報が遠く離れた、照射されていない細胞に伝達されるということです。何ともすごいメカニズムですが、こんなことは、これまで考えられたこともありません。

四　二相的線量応答

内部被ばくと外部被ばくの根本的なちがいは、外部被ばくの場合、低線量では、細胞が同時に二つ以上の粒子線の照射をうけることはほとんどないのに対して、内部被ばくでは、十分にその可能性があるということです。つまり、内部被ばくでは、たとえ低線量であっても十分に遺伝子や染色体が損傷されるということです。

このことは広島や長崎の原爆被災者のような高線量で、瞬間的な外部被ばくの影響を、低線量で、慢性の内部被ばく領域へ外挿することのあやまりを示しています。つまり、内部被ばくでは、リスクはさらに一層大きくなるということでもあります。

これはペトカウ応答または超線型応答と呼ばれるものです。すなわち、被ばく線量ゼロから放射線の影響が急激に立ち上がるのに、高線量では平坦になるような応答のことです。

このことに関連して、エレーナ・B・ブルラコワは培養細胞への照射では、その影響が二相的線量応答になっていることを示しました。この様子は図Ｉ－16のようになります。

図Ⅰ-16　ブルラコワとバスビィによる二相的線量応答

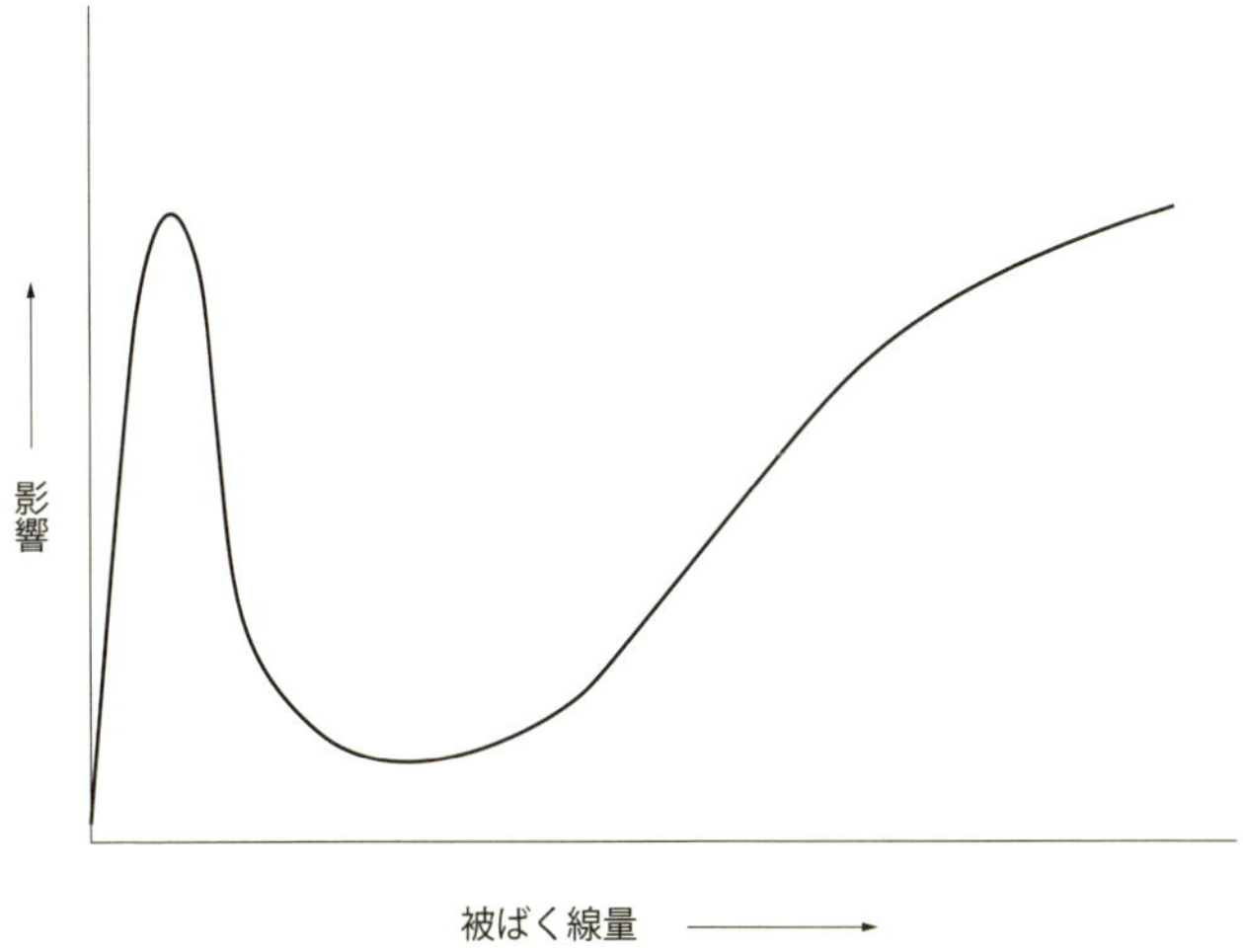

図に示されているように、放射線の影響は線量ゼロからある最大値までは急速に高まります。しかし、それよりも線量が増加すると、今度は逆にある最小値まで、やはりかなりの速度で低下します。そして、さらに被ばく線量が多くなると、その影響は大きくなります。しかし、第一相のときほど急峻ではなく、比較的緩やかです。

この二相的線量応答について、ブルラコワは次のように説明しています。つまり、二つの異なったプロセスが合体した結果だというのです。一つ目のプロセスは、被ばく線量の増加に対して、ペトカウ型か、あるいはそれに類する超線型応答によっています。二つ目のプロセスは急性被ばくによるダメージを修復するシステムが誘導されることにより、急速にその影響は低下します。そして、被ばくによるダメージが、その誘導的修復の能力を超えてくると、再び被ばくの影響が現われます。しかし、それは最初のときほど急峻なものではなくて、徐々に高まるというものです。同様の被ばく線量応答関係はクリストファー・バスビィによっても提唱されています。しかし、そのメカニズムはちがっています。

　分裂の盛んな細胞は放射線に対する感受性が高く、損傷をうけやすいことは一般によく知られた事実です。これが放射線によるガン治療の基本的な論拠です。これと同じことが臓器や組織でも起こる、というのがバスビィの考え方です。

　つまり、臓器や組織では、そのほとんどの細胞は分裂しない静止期、いわゆるG_0期にあります。しかし、死んだり老化する細胞を補充するために、常にある一定の割合の細胞が活発に分裂しています。この活発に分裂している細胞はガン細胞と同様に、放射線への感受性が高く、ダメージもうけやすいのです。それが低線量被ばく領域でのピークとなるわけです。ところが、この種の細胞が高線量の被ばくにより死滅すると、次には放射線への感受性の低い細胞が残ります。そして、このような細胞が被ばく量の増加にしたがって、影響をうけるようになります。これが、その次の線量応答になるというのです。

短時間の外部被ばくでは、そのときに、細胞周期のどのステージの細胞が存在するかによって、影響のうけ方がちがってきます。しかし、G_0期の細胞が大部分を占める大半の臓器や組織では、その損傷は小さいでしょう。ところが、絶えず、放射線を被ばくしている内部被ばくの場合には、時間の経過とともに、活発に分裂する多くの細胞が被ばくし、影響をうけることになります。このことも十分に認識しておく必要があります。

このことは、また、次のような意味においても注意すべきです。というのは、国際放射線防護委員会（ＩＣＲＰ）が定義する吸収線量というのが、臓器や組織での平均化された被ばく量だからです。外部被ばくにしても内部被ばくにしても、放射線をうけるのは、臓器や組織の一部です。被ばく線量を平均化することにより、高線量での被ばくの影響が過小評価されてしまいます。そして、それから外挿される低線量での被ばくの影響も同じことになります。このことは、高線量を瞬間的に外部被ばくしたわが国の原爆被災者のデータから低線量域での慢性的内部被ばくの影響を推定する際、とくに問題となります。

被ばくするのは臓器や組織の一部です。ですから、被ばく量を平均化した吸収線量では、その影響やリスクの正確な評価は不可能です。

遺伝子不安定性やバイスタンダー効果は、放射線によってＤＮＡが直接に損傷されなくても、遺伝的変化や障害が生ずる、ということを示しています。このことは二十世紀までの放射線影響学の分野において、長い間、揺らぐことのないセントラルドグマであったＤＮＡ標的説では説明できない現象です。このような視点から、これまでの放射線による人間への影響とリスク評価は根本的にまちがっている、といえます。そして、そのことがまったく考慮されていない現行の放射線規制値とか食品からの摂取基準などというものもすべて、改正されねばなりません。また、最後の項で述べた二相的線量応答を考慮すれば、低線量被ばくによる人間への影響とリスクはさらに一層高まります。このことについては、第三章で、具体的な研究例を示して、詳しく説明します。

本書では、以上のようなことを考慮し、さらに最近の人間への放射線による新たな研究結果も示すことにより、胎児と乳児を中心として、人間への放射線の影響とリスクを詳細に解説したいと思います。

第二章　実効線量係数のカラクリ

前著『放射線規制値のウソ』（緑風出版）で述べたように、放射性物質が放射線を出す強さのことを放射能といいます。この単位はベクレルで、記号はBqです。一ベクレルとは一秒間に一個の放射線を放出することです。また、以前にはキュリー（記号はCi）という単位も使用されていました。一キュリーは一秒間に三・七×10^{10}個の放射線を放出することです。ですから、一キュリーは三・七×10^{10}ベクレルでもあります。

放射性物質が物質に与える影響は、その物質中で放射性物質が失ったエネルギー、つまり、物質が吸収したエネルギーに等しいので、これを測定します。これを吸収線量といい、その単位はグレイで、記号はGyです。一グレイとは物質一キログラムが一ジュール（記号はJで、約〇・二三九カロリーに等しい）のエネルギーを吸収するときの線量です。また、以前にはラド（記号はRad）を用いていました。一グレイは一〇〇ラドに相当します。

動物や人間に対する放射線の影響は吸収線量に比例しますが、放射線の種類により、その程度がちがいます。たとえば、一グレイのエックス線やガンマ線そしてベータ線を浴びたときの影響を一シーベルト（記号はSv）といいます。これは等価線量の単位です。ところが、一グレイのアルファ線や中性子それに陽子を浴びたときの影響は、一グレイのガンマ線やベータ線を浴びたときよりも二倍から二〇倍も大きいのです。この二倍から二〇倍

表Ⅱ-1　放射線に関連する用語の単位とその意味

用語	単位	意味
放射能	ベクレル（Bq） キュリー（Ci）	放射性物質が放射線を出す強さ。1ベクレルとは1秒間に1個の放射線を放出すること。1 Ci ＝ 3.7 × 10^{10} Bq
吸収線量	グレイ（Gy） ラド（rad）	放射性物質が物質に与える影響。1グレイとは物質1キログラムが1ジュールのエネルギーを吸収するときの線量。1 Gy ＝ 100 rad
放射線荷重係数	—	ある特定のタイプあるいはエネルギーをもつ放射線の吸収線量を組織への影響にもとづいて荷重する係数。 エックス線、ガンマ線、ベータ線；1、陽子；2、アルファ線；20、中性子；2.5 ～ 21（ICRP 2007）
等価線量	シーベルト（Sv） レム（rem）	吸収線量×放射線荷重係数。 1 Sv ＝ 100 rem
組織荷重係数	—	組織や臓器の放射線への感受性を相対的に表わした係数。 乳房、赤色髄、結腸、胃、肺、残りの組織*合計；0.12、生殖線；0.08、甲状腺、食道、肝臓、膀胱；0.04、骨表面、皮膚、脳、唾液腺；0.01。これらの合計は1.00。（ICRP 2007）
実効線量	シーベルト（Sv） レム（rem）	被ばくした臓器・組織の等価線量にそれらの組織荷重係数を乗じたものを被ばくしたすべての臓器・組織について加算した線量。1 Sv ＝ 100 rem

＊　副腎、胸郭外（ET）領域、胆嚢、心臓、腎臓、リンパ節、筋肉、口腔粘膜、膵臓、前立腺（♂）、小腸、脾臓、胸腺、子宮／頸部（♀）

の係数のことを放射線荷重係数といいます。ですから、エックス線とガンマ線そしてベータ線の放射線荷重係数は一ということになります。

ということで、動物や人間がうける放射線の影響のレベルは等価線量の多少でわかります。これは吸収線量と放射線荷重係数をかけ合わせたものになります。

放射線への感受性は体の組織や臓器によってもちがいます。組織や臓器の放射線への感受性を相対的な係数で表わしたのが、組織荷重係数です。これは国際放射線防護委員会（ICRP）が提唱しているものです。組織荷重係数と等価線量をかけ合わせたものを実効線量といいます。ですから、実効線量の単位も等価線量の単位と同じく、シーベルトになります。また、組織荷重係数の総和は一・〇〇ですので、全身への一様な外部被ばくの場合には、体全体の実効線量は等価線量と同じ値になります。

以上をまとめると表Ⅱ－1となります。

ここまで、簡単に放射線の単位などについて、おさらいをしてみました。さて、問題はここからです。

放射線への被ばくはベクレルで表わされますが、放射線の影響はシーベルトで表わします。ですから、飲食物の汚染レベルはベクレルで表わされており、そのレベルに応じた放射性物質を体内に吸収します。吸収した放射性物質の影響を知るためにはベクレルをシーベルトに変換せねばなりません。ベクレルをシーベルトに変換するには、実効線量係数という値が必要です。私がここで問題にするのは、実効線量係数の決め方です。それは簡単にいうと、人間には放射性物質の吸収にしても、排泄にしても、また蓄積にしても、さらには胎盤から胎児や母乳から乳児への移行にしても、すべて大きな個人差があります。しかし、実効線量係数にはまったくこのことが考慮されていません。すべて、平均値で決められているからです。それに、放射性物質への感受性にも大変な個人差があります。

体内に取り込まれた放射性物質は自分自身の崩壊あるいは壊変により放射能が減少するとともに、代謝によっても体外へ排泄され、徐々に体内の放射能が減少します。

前者は物理的半減期といって、放射性物質によって決まる一定の半減期にもとづいて、放射能が減少します。これには個人差がありません。個人差が出てくるのは後者のほうで、これは生物的半減期といいます。

ですから、体内に吸収された放射性物質は物理的半減期と生物的半減期の両方を合わせた半減期（これを実効あるいは有効半減期といいます）により、体内の放射能は減少します。

そして、実効半減期にもとづいて、放射線被ばくのリスクを計算する際に、もっとも重要となる実効線量係数が算出されます。

ということで、実効線量係数はひとえに、生物的半減期により決まるといっても、過言ではありません。それほどに、生物的半減期は重要なのです。そこで、第二章では生物的半減期の個人差、つまり、個人個人でのバラツキに焦点をあてます。

放射性物質への感受性がもっとも高く、影響をうけやすいのは胎児と乳児です。そこで、この章では、胎児と乳児への放射性物質の移行とそのバラツキにも焦点をあててお話しします。

個人差、バラツキがどうして問題かといいますと、すでにお話ししたように、実効線量係数が、これらのバラツキの平均値で決められているからです。人間一人ひとりのリスクは、平均値では決められません。とても放射線に強い人もいれば、とても弱い人もいます。私たちは、とても弱い人、影響をうけやすい人を基準にして、リスクを考えなくてはいけません。平均値で考えてはいけないのです。このことはダイオキシンのような有害化学物質についても同じです。バラツキ、個人差を問題にする理由がそこにあります。

この章では、放射能汚染では一般的にもっとも問題となるセシウムとヨウ素、そしてストロンチウムを取り上げます。

一　セシウム

(1) 生物的半減期の個人差

セシウムの腸での吸収についての情報は多くありません。一〇〇パーセント吸収されるというものから、三〇パーセントしか吸収されないというものまで、さまざまです。それはその化学的性状や物理化学的形状により変化するからです。

ということで、国際放射線防護委員会（ＩＣＲＰ）では、安全性を重視するという観点から、すべての年齢層で、セシウムは腸で一〇〇パーセント吸収されるとしています。

食物から摂取されたセシウムがすべて腸で吸収されるとして、吸収されたセシウムは、どのくらいで体外へ排泄されるのでしょうか。排泄速度の指標となるのが、生物的半減期です。

生物的半減期が短いほど、吸収されたセシウムはそれだけ速く、体外へ排泄されます。

逆に、生物的半減期が長いと、体内での残留期間が長くなります。

吸収されたセシウムのすべてが一定の速度で体外へ排泄されるのではありません。非常に早く排泄されるものと、長く体内に残留するもの、そしてその中間のものが存在するようです。例を表Ⅱ－２に示します。

この表には四歳から八〇歳の男性九名と一四歳から五二歳の女性五名のデータが示されています。

ここで、a_1、a_2、a_3というのは、それぞれセシウムの体外への排泄が速い部分、中間の部分そして遅い部分の割合で、被験者ごとに表示されています。ですから、$a_1+a_2+a_3$は一・〇になります。これらの被験者の中にはa_1とa_3のみで、a_2が存在しない人もいます。そのような場合にはa_1+a_3が一・〇となります。

$T_{1 1/2}$、$T_{2 1/2}$、$T_{3 1/2}$というのは、それぞれの部分が占める生物的半減期で、単位は日です。一〇歳男児の場合、a_1、a_2、a_3の生物的半減期はそれぞれ一・七日、一五・五日、四三・九日ということになります。

この子どもの場合、体内に吸収されたセシウムの体外への排泄が速い場合には一・七日で、もとの量の半分になります。この生物的半減期の割合は全体の一五・八パーセントで

表Ⅱ-2　セシウムの生物的半減期（$T_{1/2}$）とその割合（a）

被験者	年齢	速い		中間		遅い		
		a_1	$T_{1\,1/2}$（日）	a_2	$T_{2\,1/2}$（日）	a_3	$T_{3\,1/2}$（日）	T（日）
男性								
	4	0.155	1.7	0.399	16.2	0.446	29.9	20.1
	4	0.234	1.1	0.159	10.4	0.607	29.2	19.6
	10	0.158	1.7	0.146	15.5	0.696	43.9	33.1
	14	0.238	4.4			0.762	73.6	57.1
	19	0.149	2.1			0.851	90.4	77.2
	25	0.091	0.9			0.909	91.7	83.4
	37	0.076	1.5			0.924	140.0	129.5
	53	0.191	3.8			0.809	81.5	66.7
	80	0.117	2.4			0.883	79.7	70.7
女性								
	14	0.120	1.5	0.178	10.1	0.702	75.4	54.9
	18	0.159	3.8			0.841	70.8	60.1
	28	0.104	4.9			0.896	119.4	107.5
	39	0.166	0.5	0.053	15.3	0.781	101.5	80.2
	52	0.031	0.6	0.136	9.0	0.833	86.9	73.6

す。また、中間の排泄速度の割合は一四・六パーセントで、もとの半分になるのに一五・五日必要です。排泄の遅い部分の割合は六九・六パーセントです。

Tというのは、体内に存在するセシウムが全体で、半分に減少するのに要する日数です。ですから、腸から吸収されたセシウムが、実際に半分になるのに必要なオーバオールの時間を知るためには、このTを計算せねばなりません。これは、$a_1 \times T_{1\,1/2} + a_2 \times T_{2\,1/2} + a_3$

$\times T_{3\,1/2}$で算出されます。ですから、前出の一〇歳男児の場合には、〇・一五八×一・七＋〇・一四六×一五・五＋〇・六九六×四三・九により、三三・一日となります。また、a_2が存在しない二八歳女性のケースでは、〇・一〇四×四・九＋〇・八九六×一一九・四で、Tは一〇七・五日となります。

この表からわかるように、すべての変数には大きな個人差、バラツキがあります。そして、その結果としてのTにも一九・六日から二二九・五日という個人差がでてきます。

生物的半減期の個人差について、二三四名（男性一七二名、女性六二名）のデータを年齢を横軸にしてプロットしたのが、図Ⅱ-1です。

この図で、黒丸は男性、白丸は女性です。全体としては黒丸のほうが、白丸よりも上部にあるように見えます。つまり、女性よりも男性のほうが、生物的半減期は長くなる傾向にあるようです。すなわち、セシウムの排泄には、男性のほうが時間がかかる、ということです。

また、二〇歳くらいまでは、年齢とともに、生物的半減期が長くなる傾向にあることも、わかると思います。

このように、生物的半減期は、性別や年齢により変化します。このことについて、もう

図Ⅱ-1　生物的半減期（T）と年齢の関係

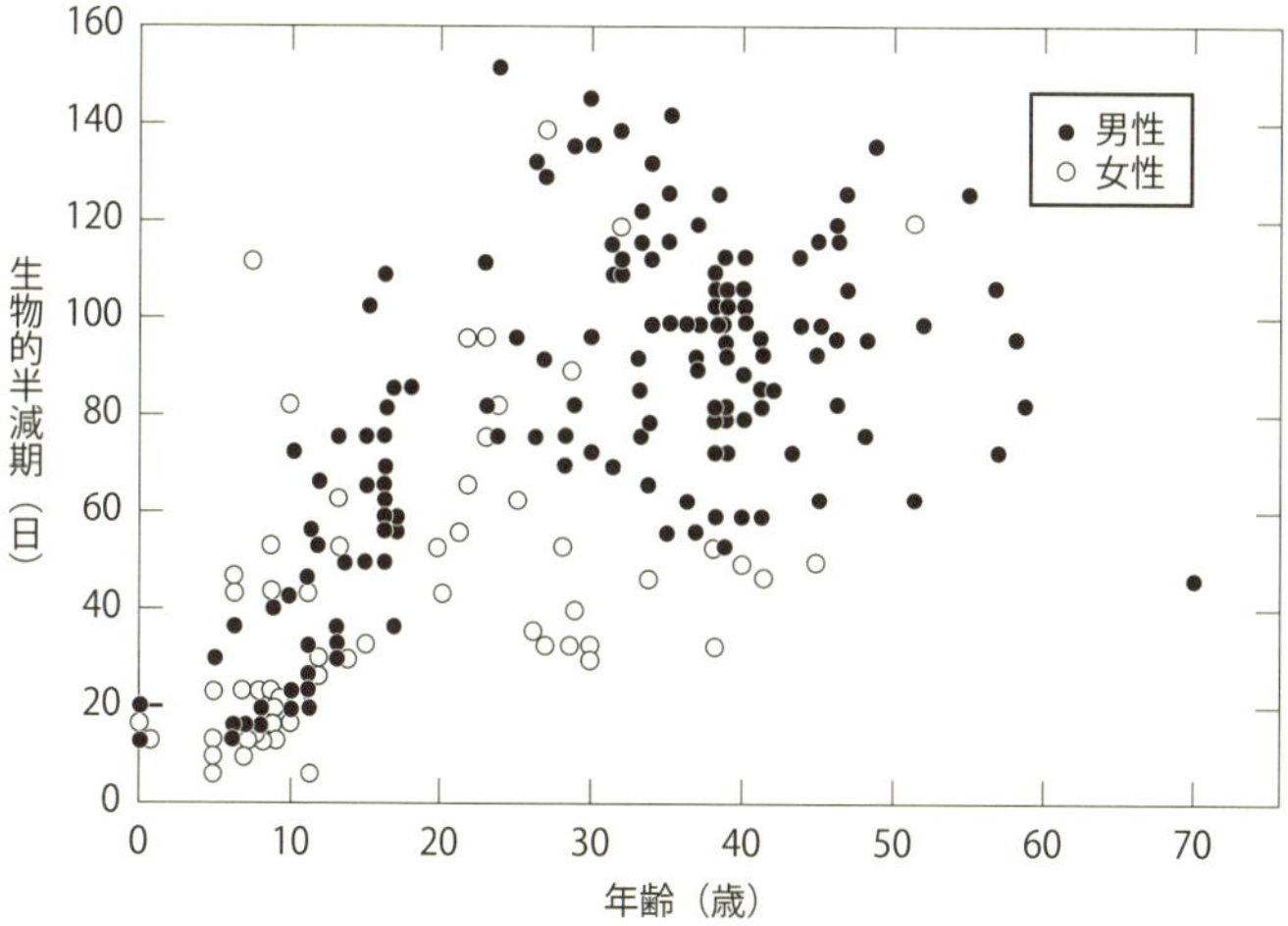

少し詳しくお話しすると、次のようになります。

まず年齢との関係です。一八歳までは、年齢とともに長くなりますが、大人では、年齢には無関係です。

性別については、やはり、女性よりも男性のほうが長い傾向があります。八歳以下の場合、男の子の生物的半減期の平均値が四三日であるのに対して、女の子では二九日です。また大人では、男性が九六日であるのに対して、女性は六五日ということです。

さらに、体重が重いほど生物的半減期は長くなります。このような傾向は化学的性質のよく似たカリウムでも認められています。

個人差という視点からまとめると、表Ⅱ－3になります。それぞれのグループについて、生物的半減期の平均値は前述のとおりです。しかし、ここで問題にするのはその範囲です。

〇・一歳から一八歳の場合、男の子は七日から一〇九日、そして、女の子は六日から八三日です。ですから、男の子では一五倍以上、そして女の子では一四倍の個人差があります。

また、大人の場合、男性では四七日から一五二日、女性では三〇日から一四一日です。したがって、それぞれ三倍と五倍の個人差があります。

注目すべきことは、放射線の影響をうけやすい子どもで、個人差がとても大きいということです。

(2) ICRPの生物的半減期との比較

生物的半減期というのは、さまざまな要因により変動します。そのために、大変な個人差があるわけです。ところが、ＩＣＲＰでは、年齢階級別の生物的半減期を表Ⅱ－４のように、平均化してまとめています。

表Ⅱ-3　生物的半減期と年齢

グループ	性別	人数（名）	生物的半減期（日） 平均	範囲
0.1 ～ 18 歳				
	男	56	43	7-109
	女	33	29	6-83
成人				
	男	116	96	47-152
	女	29	65	30-141

表Ⅱ-4　ICRP が提唱するセシウムの生物的半減期

		分布（パーセント）		生物的半減期（日）	
年齢階級	f_1	全身A	全身B	全身A	全身B
3 カ月	1	—	100	—	16
1 歳	1	—	100	—	13
5 歳	1	45	55	9.1	30
10 歳	1	30	70	5.8	50
15 歳	1	13	87	2.2	93
成人	1	10	90	2	110

この表で、年齢階級の三カ月というのは、出生直後から一二カ月まで、つまり乳児に相当します。一歳というのは、一歳から二歳まで、五歳は二歳から七歳まで、一〇歳は七歳から一二歳まで、一五歳は一二歳から一七歳まで、そして成人は一七歳以上という分類になっています。

この表の説明には、図Ⅱ－２に示す、コンパートメントモデルを見てもらうと、わかりやすいと思います。

表のf_1は図Ⅱ－2では小腸から通過コンパートメントへの吸収率一〇〇パーセントと同じです。すべての年齢階級で、セシウムは腸で一〇〇パーセント吸収されるので、f_1が一になっています。分布のパーセントというのは表Ⅱ－2の割合と同じで、全身Aというのは表Ⅱ－2のa_1、全身Bというのはa_3に相当します。すなわち、全身Aは生物的半減期の短いコンパートメントで、全身Bは長いコンパートメントに相当します。ICRPでは、生物的半減期が中間のコンパートメントは無視されています。

表Ⅱ－2では、子どもでも大人でも中間の生物的半減期のある人がいました。ですから、このモデルでは、そういう人は存在しないことになっています。反論として、全身Aには、表Ⅱ－2のa_2も考慮している、というかもしれません。でも、a_2の測定できる人と測定できない人がはっきりと区別できるかぎりは、別々に考えねばなりません。

図Ⅱ－2は大人でのセシウムの体内動態モデルです。ですから、体内に吸収されたあと、通過コンパートメントから、生物的半減期の短い全身Aのほうに一〇パーセント、長い全身Bのほうへ九〇パーセント分配されています。その後、全身Aでも全身Bでも、二〇パーセントが便から、八〇パーセントが尿から排泄されるということです。

しかし、表Ⅱ－2によれば、一八歳以上を大人とすると、吸収されたセシウムが全身A

図Ⅱ-2　成人におけるセシウムの体内動態コンパートメントモデル

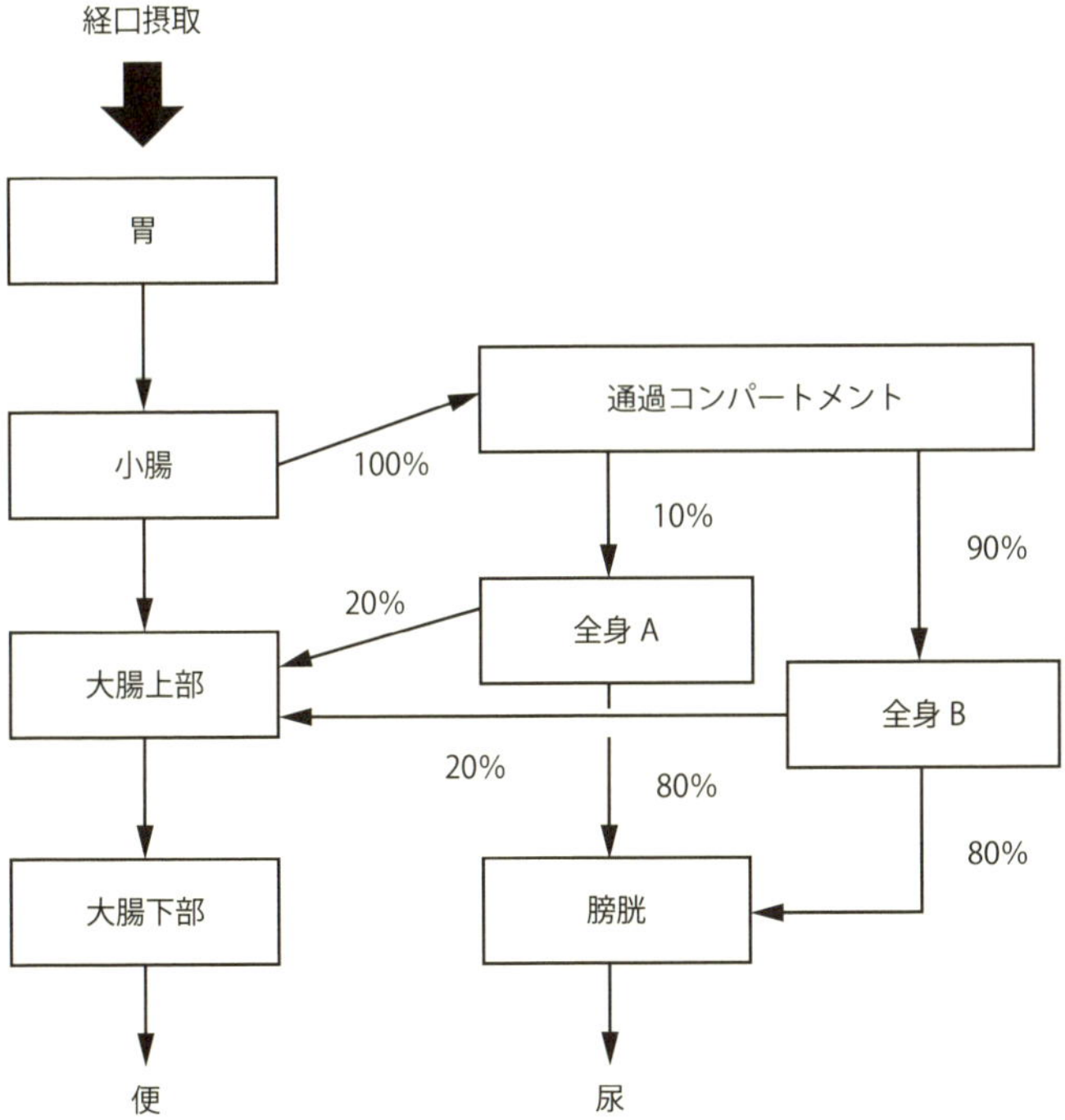

のほうへ移行するのはa_1ですから、三パーセントから一九パーセントになります。一〇パーセントよりも、かなり少ない人もいればかなり多い人もいます。また、生物的半減期も〇・五日から四・九日となっており、表Ⅱ－４の二日ともかなりのズレがあります。

このようなことは、生物的半減期の長い全身Bでも同様です。表Ⅱ－４では全身Bのほうへ移行するセシウムは九〇パーセントです。しかし、表Ⅱ－２では、これはa_3ですから、七八・一パーセントから九二・四パーセントの範囲に分布しています。九〇パーセントよりもかなり少ない人がいます。また、生物的半減期も七〇・八日から一四〇・〇日の範囲にあります。表Ⅱ－４の一一〇日とはかなりかけ離れた人がいます。

表Ⅱ－２のわずかに九人の大人について、表Ⅱ－４と比べても、これほどのちがいがあります。

もう少しこの話を続けます。表Ⅱ－４のデータから、オーバーオールの生物的半減期を算出し、それらを、もっと例数の多い研究データと比較してみます。表Ⅱ－４のデータからオーバーオール生物的半減期を求め、まとめると、表Ⅱ－５になります。この計算方法は表Ⅱ－２のところで説明したのと同じです。

次に、生物的半減期の短いものと中間のものが別々に記載されていないけれども、オーバーオール生物的半減期が判明したものをできるかぎり年齢階級に区分してまとめると、表Ⅱ－６になります。

まず、生後一年未満の赤ちゃんの場合、表Ⅱ－５では一六日となっています。しかし、実際には表Ⅱ－６に示されているように、一一名という極めて少人数のデータでも、一〇

表Ⅱ-5　ICRPのデータから求めたオーバーオール生物的半減期

年齢階級	オーバーオール生物的半減期（日）
3カ月	16
1歳	13
5歳	21
10歳	37
15歳	81
成人	99

表Ⅱ-6　実測のオーバーオール生物的半減期

年齢階級	人数（名）	オーバーオール生物的半減期（日）
0-183日	11	10-33
5-17歳	26	29-88
20-62歳	91	42-161

日から三三日で、一六日よりも短かったり、二倍以上長かったりしています。

　五歳から一七歳については、表Ⅱ－5では、二一日から八一日ですから、表Ⅱ－6の二九日から八八日とほぼ同じ変動幅です。しかし、実測値のほうが、長いほうにズレています。

　大人については、ＩＣＲＰでは九九日となります。しかし、九一名の実測値では、それよりもかなり短い四二日から、とても長い一六一日まで、広い範囲に分布しています。

　以上のように、一〇名から一〇〇名弱という少数の人々についてえられた実際の生物的半減期でも、ＩＣＲＰが採用している生物的半減期とは、大きなちがいがあるのです。ましてや、何万人、何十万人になれば、はるかに大きな個人差があるはずです。すなわち、それだけ、放射性物質の影響のうけ方にちがいがあるということです。

(3) ＩＣＲＰによる内部被ばく線量の計算手順

個人差の大きい生物的半減期のデータをもとに、その平均値を基準にして、ＩＣＲＰは実効線量係数、すなわち、ベクレルからシーベルトへの変換係数を求めています。ここでは、その計算手順について説明します。この手法はセシウムだけでなく、ほかの放射性物質についても、基本的にはみな同じです。これは図Ⅱ－3です。

図を一見してわかることは、すべてについてモデル化している、ということです。まず、人間の体です。これは標準人モデルというものを考えています。これは図Ⅱ－4です。標準人モデルというのは、男性は身長が一七六センチメートル、体重は七三キログラムです。女性は身長一六三センチメートル、体重六〇キログラムとなっています。日本人の平均よりはかなり大きな体格です。この人体モデルへの放射線の取り込み、つまり、体内への侵

図Ⅱ-3　内部被ばく線量の計算手順

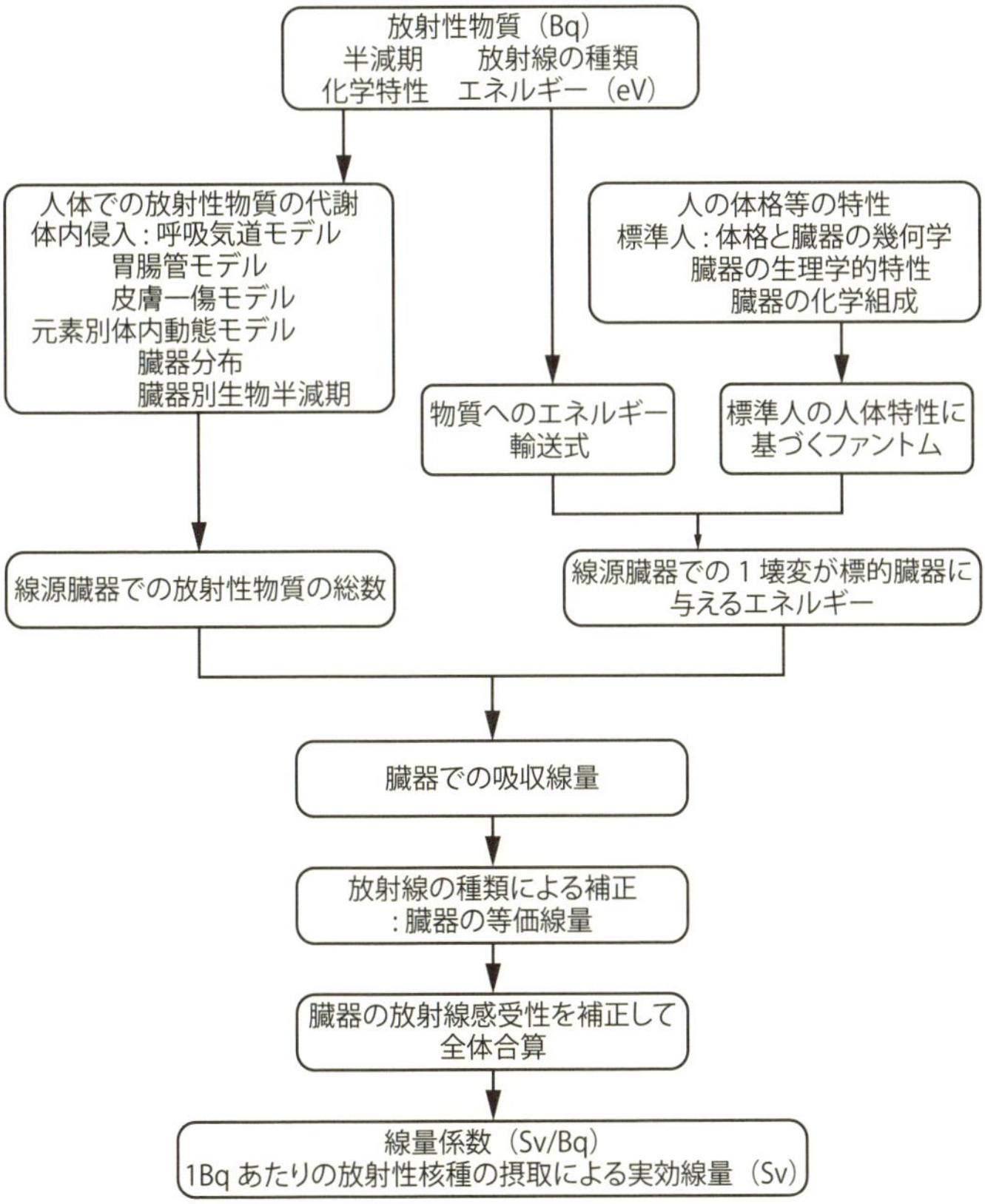
放射性物質（Bq）
半減期　　放射線の種類
化学特性　エネルギー（eV）
人体での放射性物質の代謝
体内侵入：呼吸気道モデル
胃腸管モデル
皮膚一傷モデル
元素別体内動態モデル
臓器分布
臓器別生物半減期
人の体格等の特性
標準人：体格と臓器の幾何学
臓器の生理学的特性
臓器の化学組成
物質へのエネルギー
輸送式
標準人の人体特性に
基づくファントム
線源臓器での放射性物質の総数
線源臓器での 1 壊変が標的臓器に
与えるエネルギー
臓器での吸収線量
放射線の種類による補正
：臓器の等価線量
臓器の放射線感受性を補正して
全体合算
線量係数（Sv/Bq）
1Bq あたりの放射性核種の摂取による実効線量（Sv）

入を三つのモデルについて考えています。一つは呼吸による呼吸気道モデル、次が腸からの吸収による胃腸管モデル、そして最後が傷口からの皮膚－傷モデルです。

呼吸気道モデルにしても、胃腸管モデルにしても、それらのモデルの中味は近年のものほど、複雑化し、より精巧にしています。しかし、いくら精巧なモデルを作り、高度な数式を用いたところで、実際にはそれに見合うだけの十分なデータがありません。すべては仮定と平均の話です。ですから、ある種の遊び、あるいは絵空事以上のものではありません。

体内に取り込まれた放射性物質の体内での動態もまた、モデル化されています。それは各臓器への分布と各臓器での生物的半減期です。

これまで、本書では主に生物的半減期の個人差について、実際に入手できる極めて限られたデータをもとに、お話ししてきました。それを見ても、平均化し、モデル化することがいかに現実からかけ離れているか、おわかりになると思います。そのことは、各臓器への分布や、臓器ごとの生理学的な特性についても同様です。

標準人モデルについて、結果として、各臓器での吸収線量を算出します。そして、放射線の種類による荷重係数により補正して、各臓器の等価線量を求めます。

さらに、等価線量を各臓器の放射線に対する感受性、つまり組織荷重係数で補正します。そして、それらを全身の臓器・組織について合計することにより、実効線量係数、すなわち、ベクレルからシーベルトへの換算係数が求められます。

ここでもまた、問題があります。それは組織荷重係数を決めるときの各臓器の放射線への感受性です。この感受性も、各臓器の生理学的特性や化学的組成にもとづいて、ただ機械的に計算されているだけです。個人差の入り込む余地はまったくありません。

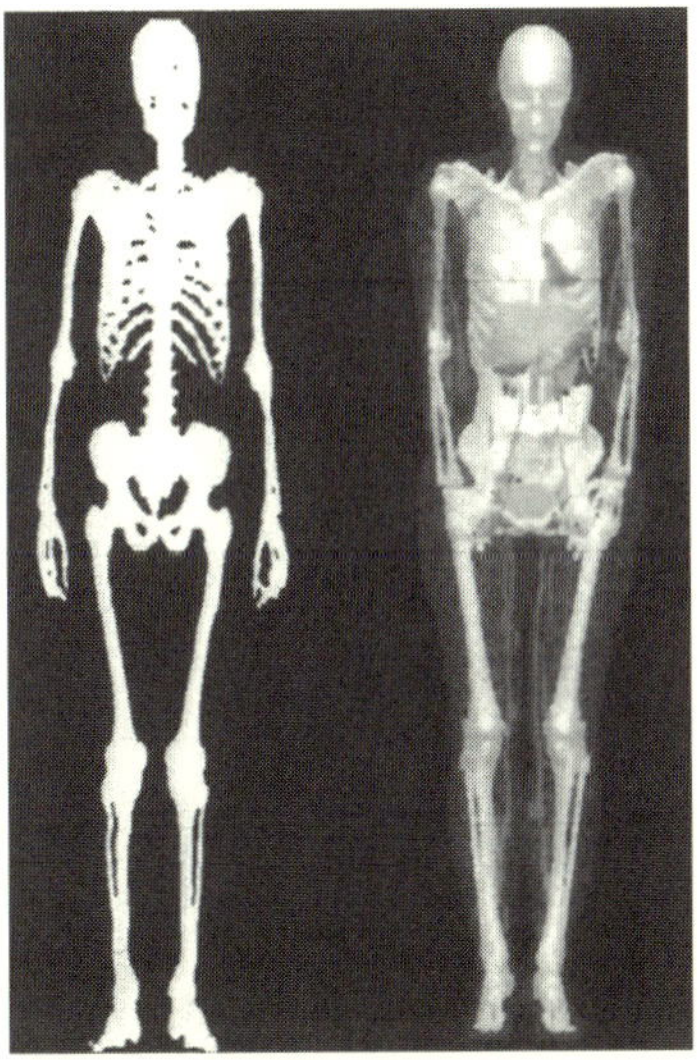

図Ⅱ-4　標準人の人体モデル

ですから、このようにして算出された実効線量係数に、実際、どれほどの現実味があるかといえば、ほとんど何もないといっても過言ではありません。

しかし、現実には、放射線の影響やリスクは、この係数をもとにして考えられています。生身の人間の私どもとしては、とても許容できる話ではありません。

表Ⅱ－4の各年齢階級での生物的半減期と、図Ⅱ－2のような体内動態コンパートメントモデルからセシウム一三七の年齢階級別、臓器別の等価線量係数を求めると、表Ⅱ－7になります。この表の年齢階級は表Ⅱ－4と同じ分類です。

この表の等価線量係数は図Ⅱ－4の標準人モデルにおける体格と臓器・組織の幾何学的な大きさや位置関係、生理学的特性、化学組織などを考慮して、コンピュータにより計算されたものです。図Ⅱ－3では、これは臓器の等価線量のところ、すなわち、下から三つ目の枠になります。等価線量係数の算出法については、ヨウ素の甲状腺のところで詳しく説明します。

具体的には、一年間に一ベクレルのセシウム一三七を食べた場合、そのときの臓器・組織の重量、生物的半減期と物理的半減期に依存して、体内から減少していきます。その放射能の減少を考慮して、子どもの場合には七〇歳になるまで、大人の場合は五〇年間の被ばく量がシーベルトとして算出されるのです。

第三章のベラルーシの子どものところで述べるように、セシウムもヨウ素と同じく甲状腺に蓄積する傾向があります。そこで、甲状腺の等価線量係数を例として示すと、生後三カ月では一・九×10^{-5}、一歳では一・一×10^{-5}、五歳では〇・九〇×10^{-5}、一〇歳では〇・九七×

表Ⅱ-7　経口摂取したセシウム137の年齢階級別、臓器・組織別等価線量係数

	等価線量係数（ミリシーベルト／ベクレル× 10^{-5}）					
臓器・組織	3カ月	1歳	5歳	10歳	15歳	成人
副腎	1.9	1.1	0.90	1.0	1.4	1.4
膀胱壁	2.0	1.2	1.1	1.1	1.4	1.4
骨表面	1.9	1.1	0.87	0.97	1.3	1.4
脳	1.8	1.0	0.82	0.88	1.2	1.2
乳房	1.6	0.91	0.73	0.80	1.1	1.1
食道	1.8	1.0	0.85	0.94	1.3	1.3
胃壁	2.2	1.2	0.95	0.96	1.3	1.3
小腸壁	2.0	1.1	0.93	1.0	1.4	1.4
大腸上部壁	2.9	1.8	1.2	1.2	1.4	1.4
大腸下部壁	4.9	3.1	1.9	1.6	1.6	1.7
結腸	3.8	2.3	1.5	1.3	1.5	1.5
腎臓	1.9	1.1	0.88	0.97	1.3	1.3
肝臓	1.9	1.1	0.88	0.97	1.3	1.3
筋肉	1.8	1.0	0.82	0.90	1.2	1.2
卵巣	2.0	1.1	0.94	1.0	1.4	1.4
膵臓	1.9	1.1	0.92	1.0	1.4	1.4
赤色髄	1.7	0.99	0.83	0.93	1.3	1.3
胸郭外気道	1.9	1.1	0.90	0.97	1.3	1.3
肺臓	1.8	1.0	0.83	0.92	1.3	1.3
皮膚	1.8	0.90	0.72	0.78	1.0	1.1
脾臓	1.9	1.1	0.88	0.97	1.3	1.3
精巣	1.8	1.0	0.82	0.89	1.2	1.2
胸腺	1.8	1.0	0.85	0.94	1.3	1.3
甲状腺	1.9	1.1	0.90	0.97	1.3	1.3
子宮	1.9	1.1	0.93	1.0	1.4	1.4
その他	1.8	1.0	0.82	0.91	1.2	1.2

表Ⅱ-8　経口摂取したセシウム137の年齢階級別実効線量係数

	実効線量係数（ミリシーベルト／ベクレル× 10^{-5}）					
	3カ月	1歳	5歳	10歳	15歳	成人
全身	2.1	1.2	0.96	1.0	1.3	1.3

10^{-5}、そして十五歳以上では一・三× 10^{-5} と変化します。

等価線量係数に、臓器・組織の放射線への感受性を表わす組織荷重係数をかけて、合計すると、これまで幾度かお話ししてきた全身の被ばく量、すなわち、ＩＣＲＰのいう実効線量係数というものになります。これを年齢階級別にまとめたのが、表Ⅱ－８です。図Ⅱ－３では一番下の枠になります。

実効線量係数も等価線量係数と同じく、一七歳以下の場合には七〇歳になるまで、そして、大人の場合には被ばく後五〇年間、すなわち、ほぼ一生涯の被ばく量になります。

一年間のセシウム一三七の摂取量がわかれば、そのベクレル数をこの実効線量係数にかけることにより、一生涯の全身被ばく量が計算できるということです。

しかし、これは、これまでにもお話ししているように、一人ひとりの個別の被ばく量ではありません。ＩＣＲＰが考えた平均的な標準人モデルに対する被ばく量です。ですから、個々人への影響やリスクを評価するのに使ってはいけません。一つの目安としての値でしかないのです。

標準人モデルへの被ばくによる健康影響や発ガンのリスクについては、前著『放射線規制値のウソ』（緑風出版、二〇一一年）を見てください。

参考として、巻末付表1（二五七ページ）に米国原子力規制委員会（NRC）が用いている人体モデルの年齢別臓器・組織重量を示します。それぞれの年齢について、このような標準的な人体モデルの体重と臓器・組織重量にもとづいて、等価線量係数や実効線量係数が決められています。このことについては、先ほども述べましたが、ヨウ素の甲状腺のところで、詳しくお話しします。

(4)　胎児と乳児への移行とその個人差

やっと、本書の核心部にたどりつきました。ここで、まず最初にお話しするのは、一九八七年九月、ブラジルで起こった事件です。廃屋となった病院から治療用のセシウム一三七が盗まれました。そのセシウム一三七により多くの人々が外部被ばくと内部被ばくをうけたのです。ここでお話しするのは、そのセシウム一三七で汚染されてしまった二七歳の妊婦のことです。

事件が起こった地域で、全身の放射線計測が可能になったのが、その年の十一月のはじめでした。そのために、この妊婦の放射線検査は十二月四日にはじめられました。赤ちゃんは一九八八年二月二十二日に生まれていますので、その八〇日前のことです。

一九八七年十二月四日から、一九八八年十一月十一日までのお母さんと赤ちゃんの検査結果をまとめると表Ⅱ－9となります。

一九八七年九月に事件が起こり、十二月四日にお母さんの放射能が測定されるまでに、およそ三カ月、九〇日が経過しています。九〇日というのはセシウムの生物的半減期に相当します。ですから、当初のお母さんの内部被ばくは、十二月四日の測定値の二倍、すなわち四〇万ベクレルであったと推定されます。内部被ばく四〇万ベクレルの実効線量はICRPの実効線量係数を用いて計算すると、五・二ミリシーベルトになります。ですから、これまでの放射線によるリスク評価では、急性の障害を発症するレベルではありません。

しかし、私たちは日常の生活環境から毎年一～二ミリシーベルトの放射線を被ばくしています。五ミリシーベルトというのはその数倍です。また、わが国の原爆被災者の追跡調査では、五ミリシーベルト未満の被ばくをバックグラウンドレベルとして、一般人の被ば

表Ⅱ-9　母親と新生児の放射能等測定結果

年月日	出生後の日数	母親 放射能（ベクレル）	母親 体重（kg）	新生児 放射能（ベクレル）	新生児 体重（kg）	新生児 身長（cm）
1987.12. 4	-80	199800	72			
1988. 3. 1	7	61087	67	3885	4	50
3. 7	13			3441		
3. 9	15	54427		3478		
3.14	20	47212		3478		
3.17	23			3589		
3.25	31			2923		
3.30	36			4329		
4. 6	43			1961		
4. 8	45			1702		
4.13	50			6586		
4.15	52	22822	65	3737	6.3	65
4.20	57	27454	64.5	3441		
5. 3	70			2516	7	
5. 9	76			2701	7	65
6. 8	106			2405		
6.13	111			1591	8.9	
6.14	112	11618	67			
6.29	127			1369		
7. 7	135	7992	67.9			
7.21	149			703	8.5	77
7.27	154			814	8.1	
8.18	177	4403		518	9.8	
9.14	208	3108	66.7			
11.11	262			< MDA		

注1）1988年5月3日、放射能検出器と被験者の間隔を2mから1mに変更

注2）MDA（Minimum Detectable Activity）＝測定時間30分で333ベクレル

くと同等としています。五ミリシーベルトを超えると、白血病にしても固形ガンにしても、発症が増加します。ですから、将来的にはこの被ばくが原因で、何らかの健康障害が生ずることも考えられます。そして、このことは、このとき被ばくした赤ちゃんについても同じです。

なお、この表の出生後の日数のカラムで、マイナス八〇というのは、赤ちゃんの誕生前八〇日ということです。表のデータを図示すると、図Ⅱ－5になります。

かなり複雑な数式を用いて、図から計算すると、お母さんの生物的半減期は四六日となります。この値は、妊娠・出産し、授乳中でない女性の生物的半減期の半分ほどしかありません。妊娠・出産すると、セシウムの代謝や体外への排泄が促進され、生物的半減期が、とても短くなります。このことについては、あとで、もう少し詳しくお話しします。

一方、赤ちゃんの体内被ばくの変化はどうでしょうか。表Ⅱ－9と図Ⅱ－5から、誕生後六〇日頃までは放射能の低下は認められません。しかし、その後は、お母さんと同様のスピードで減少しています。このことから、生まれてから六〇日までは母乳からの放射能の摂取量と体外への排泄量がほぼ同じで、両者が平衡状態にあることがわかります。その後は、見かけ上の生物的半減期が、お母さんとほぼ同じ、四四日で、排泄されています。

図Ⅱ-5　母親と新生児の内部被ばく量の変化

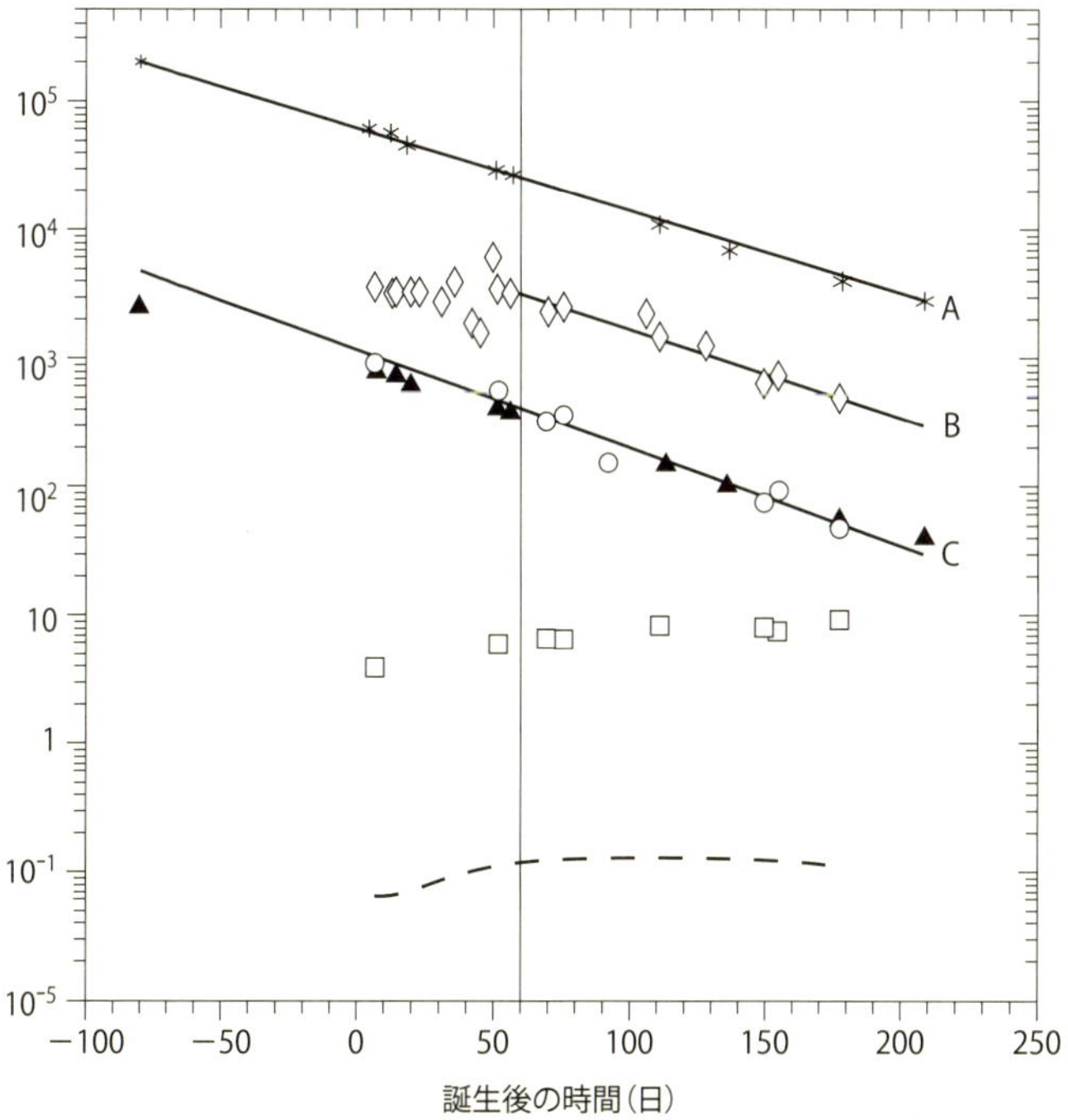

＊＊＊：母親の被ばく量（ベクレル）
◇◇◇：新生児の被ばく量（ベクレル）
□□□：新生児の体重（kg）
○○○：新生児の被ばく量（ベクレル／kg）
▲▲▲：母親の被ばく量（ベクレル／kg）
－－－：新生児の被ばく量（ベクレル）／母親の被ばく量（ベクレル）

お母さんと赤ちゃんの放射能を体重一キログラムあたりの量で比較したのが▲印と○印です。すると、両者はほぼ完全に一つの同じ直線上にあります。これは、体重一キログラムあたりの放射能にすると、お母さんと赤ちゃんの被ばくが同じであることを示しています。すなわち、赤ちゃんは生まれた直後から、お母さんとほぼ同じレベルの放射能により、汚染されているのです。このことから、おそらく、胎児のときにも、お母さんと同程度の放射能によって、汚染されていたと推測されます。そして、このときのみかけ上の生物的半減期も四四日ということです。

お母さんの体内に存在するセシウム一三七の二〇パーセントが母乳に移行すると考えられています。このことと、赤ちゃんが一日に母乳を〇・八リットル飲むと仮定すると、赤ちゃんの生物的半減期は二〇日になるそうです。そして、お母さんから排泄される放射能の一六パーセントが母乳に移行するということです。

新生児の生物的半減期と母体から母乳への移行については、あとで、もっと詳しくお話しします。

ここでは、妊娠により、胎児への移行が生じたりすることで、セシウム一三七の生物的半減期が短くなることについて、もう少し詳しく見てみます。

表Ⅱ-10　妊娠時と非妊娠時のセシウム137の生物的半減期

	生物的半減期（日）	
被験者	妊娠時	非妊娠時
DA（Ⅰ）	38（47）	81
DA（Ⅱ）	53（52）	101
PB	49（73）	67
MB	31（67）	46
MP	57（50）	113
CC	99（77）	128
JL	51（43）	118
TW	29（67）	44
平均	51（59）	87

注）（　）内の数値は非妊娠時の生物的半減期に対する割合（パーセント）

次の研究では、七名の女性について、妊娠中のセシウム一三七の生物的半減期を調べています。結果は表Ⅱ－10です。

表を一見して、まずわかることは、妊娠時のほうが非妊娠時よりも、生物的半減期がかなり短いということです。非妊娠時の生物的半減期の平均値が八七日であるのに対して、妊娠時は五一日で、非妊娠時の五九パーセントしかありません。

これは、赤ちゃんができたことにより、そちらへセシウムが移行することもあるでしょうが、それだけでは説明できそうもありません。理由は、先の研究のところで少し触れましたが、胎児の放射能レベルが、母体とほぼ同程度ということです。それで、胎児へ一方的にセシウムが移行しているとは考えられないからです。

妊娠することにより、母体内の代謝・排泄の活性が高まるからでしょう。代謝・排泄活性の高まりにも個人差があります。それは表のカッコ内の数値からわかります。非妊娠時の生物的半減期と比較して、妊娠時の生物的半減期がより短くなる場合には、この数値がより小さくなるからです。個人差は四三パーセントから七七パーセントまで、一・八倍もちがいます。

表で、ＤＡの女性は、二回妊娠し、出産しています。この女性の結果からわかることは、同じ女性でも、決して同じ生物的半減期になることはない、ということです。それは妊娠時でも、非妊娠時でも同じです。また、個人差も相当にあります。非妊娠時の場合、四四日から一二八日と三倍近いちがいがあります。妊娠時にも、二九日から九九日まで、三倍以上のちがいがあります。

しかし、ＩＣＲＰの実効線量係数には、このような個人差のことは、まったく考慮されていません。考慮されているのは、平均的な変化と移行だけです。

この研究では、生後一年未満の赤ちゃん三名の生物的半減期も調べています。結果は八・七日、一五・四日と一四・九日でした。赤ちゃんの生物的半減期についても、あとで、もう少しお話しします。

妊娠中の生物的半減期について、次の研究を紹介します。

この研究では、二八歳のスウェーデン女性が一九九三年九月にロシア南部を訪れました。そこで、彼女はキノコ料理を食べるのですが、このキノコがセシウム一三七で汚染されていたのです。というのは、キノコ採取地に問題があったからです。採取地が一九八六年四月二十六日未明、爆発事故をおこしたチェルノブイリ原子力発電所から二〇〇キロメートルほどしか離れていない森だったのです。

キノコ料理を食べたために、セシウム一三七による体内汚染が四〇ベクレルから一気に三万五五〇〇ベクレルに跳ね上がりました。

スウェーデンに帰国したあとも、女性の体内被ばく量が経時的に測定されます。そして、キノコを食べてから七カ月後、妊娠します。妊娠中から出産二年後まで、測定が続けられました。結果は図Ⅱ－６です。

図から、キノコを食べたあと、セシウム一三七による体内汚染は次第に減少していることがわかります。しかし、妊娠中の放射能の減少速度が、妊娠前と出産後に比べ、急速であることが、直線の下がり具合からわかると思います。

一方、体内のカリウム四〇による汚染レベルには、大きな変化が認められません。この女性のカリウムの摂取と排泄は妊娠とはほとんど関係がないようです。

ここで、何故、カリウム四〇の放射能が測定されているかというと、セシウムの生物的半減期が体内のカリウム量によって変化するからです。すなわち、体内のカリウム量が多くなるほど、セシウムの生物的半減期が長くなります。つまり、セシウムの排泄が低下します。この傾向は大人よりも子どもでとても顕著ですが、大人でもやはり重要なファクターだからです。

図Ⅱ－6のデータから、この研究では、長いほうの生物的半減期を妊娠中とその前後で算出し、これまでに発表されたものと比較しています。これは表Ⅱ－11です。

この研究の生物的半減期は最上段に示されています。妊娠中の生物的半減期は三三日から五八日ですが、妊娠の前とあとでは六九日から一〇七日で、後者が四〇パーセントから二倍以上長くなっています。

表の数値はいずれも平均値で示されています。平均値で見ても、生物的半減期は研究により大きくちがっています。

図Ⅱ-6　妊娠前、中、後の全身カウンターによるセシウム137とカリウム40の測定結果

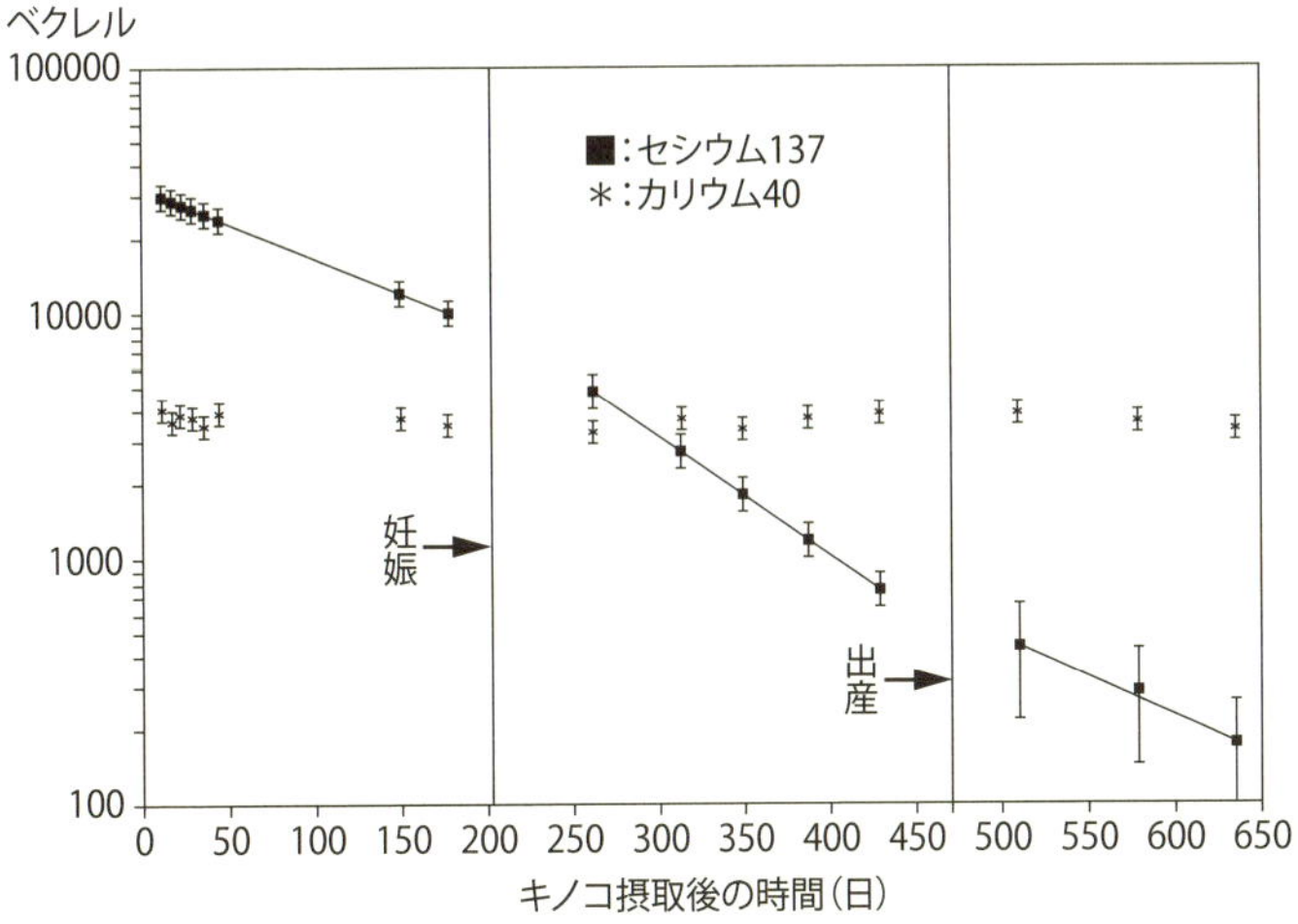

表Ⅱ-11　妊娠中とその前後の生物的半減期の比較

		生物的半減期（日）		
			妊娠	
被験者数（人）	年齢（歳）	前	中	後
1	28	107	58	96
1	22		33	69
5	20-28	53*	38*	77*
8	–		51	87

注）いずれも平均値
＊：オーバーオール生物的半減期、他はすべて長いほうの生物的半減期

セシウム一三七で汚染されたキノコを食べた女性とその胎児の被ばく量がＩＣＲＰとは別の方法で算出されています。このことについてもお話ししておきます。

妊娠中は生物的半減期が短くなるので、妊娠しなかった場合よりも、被ばく量は少なくなります。その差はどのくらいになるのでしょうか。妊娠前、中、後のすべてを合わせた全体の被ばく量は妊娠した場合が〇・五二ミリシーベルトであるのに対して、妊娠しなかった場合には〇・五六ミリシーベルトになりました。ですから、その差は〇・〇四ミリシーベルトです。

また、この被ばく量の七六パーセントが妊娠前で、妊娠中は二二パーセントになりました。これを妊娠前期と中期そして後期にわけて、胎児の被ばく量も計算しています。すると、前期には〇・〇三ミリシーベルト、中期には〇・〇二ミリシーベルト、そして後期には〇・〇一ミリシーベルトになりました。全体として胎児の被ばく量は〇・〇六ミリシーベルトです。一ミリシーベルトよりかなり少ないので、問題はないと主張しています。

このように、一人ひとりについて、被ばく量を計算し、その影響やリスクを調べる必要があります。しかし、全身カウンターでもないかぎり、このようなことは実際にはほとんど不可能です。そして、たとえ正確な被ばく量がわかったとしても、その人の放射線への感受性はわかりません。ですから、被ばく量というのは、一つの目安程度のものでしかないのです。

(5) ICRPによる胎児での被ばく

ICRPでは、いわゆる胎児期を二つの時期にわけて考えています。すなわち、受精した日から五六日、つまり妊娠第八週の終わりまでを胎芽期とし、第九週（五七日）から誕生（第三八週）までを胎児期としています。

胎芽期は発生・分化し、大部分の臓器が形成される時期ですが、重量が一〇グラム程度で、子宮の組織と密接に関連しています。ですから、このように考えているのです。そして、それと同時に、胎芽の放射線被ばくは子宮がうける量と同じ、としています。

胎児期には臓器や組織は大きくなり、成熟します。それとともに、胎児での被ばくは、それぞれの臓器・組織別のものとなります。

ここで、米国原子力規制委員会（NRC）が採用している標準的な成人女性と妊婦の妊娠時期別臓器・組織重量および胎児重量を巻末付表2（二五八ページ）に示します。表に示されている臓器・組織と胎児の重量を用いて、実効線量係数が決められます。

これまで、実際の研究データにもとづいて、妊娠時、非妊娠時のセシウム一三七の生物的半減期を示してきました。それらのデータにより、妊娠時よりも非妊娠時に生物的半減期が長くなることがわかりました。このような事実から、ICRPでは、妊娠中の長いほうの生物的半減期を五〇日としました。また、非妊娠時は、七五日です。

ICRPでは、セシウムは筋肉にやや多めに存在する傾向があるものの、全体的には全身に一様に分布すると考えています。また、胎盤で胎児への移行が抑制されることはないし、母体と胎児の濃度も同一と考えています。しかし、第三章で、乳児や子どもの臓器・組織別の濃度を示しますが、この考えがまったく誤っていることがわかります。

これまで、乳幼児と子どもでは、大人よりも生物的半減期がとても短いことを示しました。そこで、ICRPでは、誕生時の生物的半減期は生後三カ月児と同じ、一六日を用いて、実効線量係数を算出しています。

現実には、お母さんと赤ちゃんの生物的半減期には大きな個人差があります。また、臓器・組織や胎児の重量にも、やはり個人差があります。そういうことは一切無視して、巻末付表2のような標準的な妊婦モデルと胎児モデルにより、実効線量係数が決められてい

表Ⅱ-12　女性あるいは妊婦がセシウム137を急性摂取した場合の胎児の実効線量係数

摂取時期（週）	実効線量係数（ミリシーベルト／ベクレル× 10^{-6}）				
	h_T（胎児）*	h（脳）**	e（胎児）	e（生後）	e（生涯）
-130	0.002	0.00056	0.002	0.000031	0.002
-26	1.8	0.5	1.8	0.028	1.8
妊娠時	7.2	1.9	7.2	0.045	7.2
5	6.9	3.2	6.9	0.073	7.0
10	6.6	2.7	6.6	0.12	6.7
15	6.3	NA	6.3	0.19	6.5
25	5.0	NA	5.0	0.51	5.5
35	1.8	NA	1.8	1.4	3.2

＊：胎児期に最高の被ばくをうける臓器・組織の等価線量係数。ここでは全身
＊＊：脳がもっとも影響をうけやすい妊娠8～15週での等価線量係数
NA：適用不能

ます。その一つが表Ⅱ－12です。

表の摂取時期でマイナスというのは妊娠する前のことで、その他は妊娠時から妊娠三五週ということです。ですから、マイナス一三〇週というのは、妊娠の二年半前、そして、マイナス二六週というのは妊娠の六カ月前になります。これらの時期にお母さんが、一ベクレルのセシウム一三七を一度に食べます。

h_T（胎児）というのは、胎児期に最高の被ばくをうける臓器・組織の等価線量係数です。ＩＣＲＰではセシウムは、胎児の全身にほぼ一様に分布すると考えています。ですから、ここでは特定の臓器や組織ではなくて、全身の等価線量係数

になります。これにより、妊娠時の値が七・二でもっとも大きいので、妊娠時の摂取が被ばく、すなわち障害のピークになることを示しています。

また、脳は妊娠八週から一五週で放射線の影響をもっともうけます。そのために、この期間中の脳の等価線量係数をｈ（脳）のカラムに示しています。表から、脳は妊娠五週での摂取で最大の影響をうけることがわかります。

ｅ（胎児）は、子宮内での被ばくです。やはり、お母さんが妊娠時に、セシウム一三七を食べたときの値が七・二と、もっとも大きいので、ここが胎児への被ばくのピークになります。セシウムの場合には、全身に一様に分布すると考えているので、h_T（胎児）と同じ結果になります。

ｅ（生後）は、誕生してから、七〇歳になるまでの実効線量係数です。これは誕生時に、赤ちゃんの体内に存在する放射線量にもとづいて、算出されます。ですから、ここでは、生後、お母さんの体からうける外部被ばくとか、母乳の摂取による被ばくは含まれていません。

ｅ（生涯）というのは、ｅ（胎児）とｅ（生後）を合わせたものです。ですから、一人の人間が、胎児期にうけた被ばくによる一生涯の被ばく線量ということになります。ここでも、

表Ⅱ-13　女性あるいは妊婦がセシウム137を慢性摂取した場合の胎児の実効線量係数

摂取時期（週）	実効線量係数（ミリシーベルト／ベクレル×10^{-6}）				
	h_T(胎児)*	h(脳)*	e(胎児)	e(生後)	e(生涯)
-260	0.42	0.11	0.42	0.0026	0.42
-52	2.0	0.55	2.0	0.013	2.0
妊娠中	5.2	0.97	5.2	0.48	5.7

＊：表Ⅱ-12と同じ

やはり、お母さんが妊娠時にセシウム一三七を食べた場合が被ばくのピークになっています。しかし、妊娠二五週や三五週のように、妊娠の後半にお母さんがセシウム一三七を食べると、e（生涯）に占めるe（生後）の割合が九パーセント、四四パーセントと大きくなります。つまり、このような場合には、胎児期だけでなく、誕生後も被ばくの影響は無視できないということです。

ここまでのお話は、一回こっきりの急性摂取での被ばくについてでした。次は、慢性摂取の場合です。結果は表Ⅱ－13です。

今回のシナリオは、妊娠の二六〇週（五年）前あるいは五二週（一年）前から妊娠するまでと、妊娠してから出産するまで、つまり妊娠三八週までの期間、トータルで一ベクレルのセシウム一三七を均等に、毎日食べたときの被ばくを考えています。

当然のことでしょうが、妊娠期間中に摂取したときの被ばくが最大です。それは全身と脳への等価線量についても、胎児期と生後、そして生涯の実効線量についても同様です。

この結果を、表Ⅱ－12と比較してみます。トータルの摂取量は一ベクレルで同じですが、最大被ばく量は前者が七・二×10^{-6}ミリシーベルトで、後者が五・七×10^{-6}ミリシーベルトです。ですから、一度に摂取したときのほうが大きくなっています。こういう結果から、ICRPは、少量の放射能を長く連続して食べるよりも、一度に、あるいは短期間で食べたときのほうが、影響は大きいとしています。ですが、私はいつ、どのように食べるか、ということのほうが重要と考えます。

慢性摂取では、妊娠する五年も前から食べても、e（生涯）は〇・四二×10^{-6}ミリシーベルトの被ばくで、急性摂取の二年半前のe（生涯）、すなわち、〇・〇〇二×10^{-6}ミリシーベルトの二〇〇倍以上の被ばくになります。また、妊娠の一年前から慢性摂取した場合と半年前に急性摂取したときのe（生涯）の被ばく量はそれぞれ二・〇×10^{-6}ミリシーベルトと一・八×10^{-6}ミリシーベルトで、ほぼ同じです。ですから、やはり、摂取時期と摂取方法の両方に注意する必要があります。

標準的な女性や妊婦、胎児を対象とした胎児期での被ばくについて、ICRPの考えを紹介しました。まあ、一つの目安として、知っておいてください。

表Ⅱ-14　母親と新生児のセシウム137による汚染レベル

被験者	新生児の性別と日齢	体重（kg）	セシウム137（ベクレル）	体重1kgあたりのセシウム137（ベクレル）
母親1		65.2	370	5.67
新生児1	女・1日	3.35	18.9	5.64
母親2		54.7	407	7.44
新生児2	女・1日	3.35	17.8	5.31
母親3		67.3	244	3.63
新生児3	男・2日	3.66	10.0	2.73
母親4		57.3	281	4.90
新生児4	男・2日	3.69	16.3	4.42
母親5		56.7	385	6.79
新生児5	男・2日	3.86	22.9	5.93
母親6		69.6	344	4.94
新生児6	女・2日	3.01	17.4	5.78
母親7		57.6	322	5.59
新生児7	男・3日	3.06	22.2	7.25
母親8		49.5	192	3.88
新生児8	女・2日	3.91	16.7	4.27
母親9		68.7	252	3.67
新生児9	女・2日	5.00	11.5	2.30

ここで説明した摂取時期や摂取方法、そして等価線量係数や実効線量係数の意味は、ヨウ素やストロンチウムなど、ほかの放射性核種に変わっても同じです。おぼえていてください。

(6) 新生児の汚染レベルと乳児の生物的半減期

ここでは最初に、出生後一日から三日の赤ちゃんの被ばく量をお母さんのものと比較した研究について、紹介します。赤ちゃんとお母さんの被ばく量は全身カウンターで測定しています。結果は表Ⅱ-14です。

この研究は一九六七年に発表されています。ですから、論文では放射能の単位はベクレルではなくて、ナノキュリーです。一ナノキュリーは三七ベクレルです。ですから、表では、これにもとづいて、ナノキュリーをベクレルに換算しています。

これはイギリスでの研究です。そのために、出生後まもない赤ちゃんの体重が、わが国の赤ちゃんよりもかなり重いと思います。

それはさておき、全身の放射能レベルはお母さんのほうがかなり高いのです。しかし、

図Ⅱ-7　母親と新生児の体重1キログラムあたりの放射能レベル

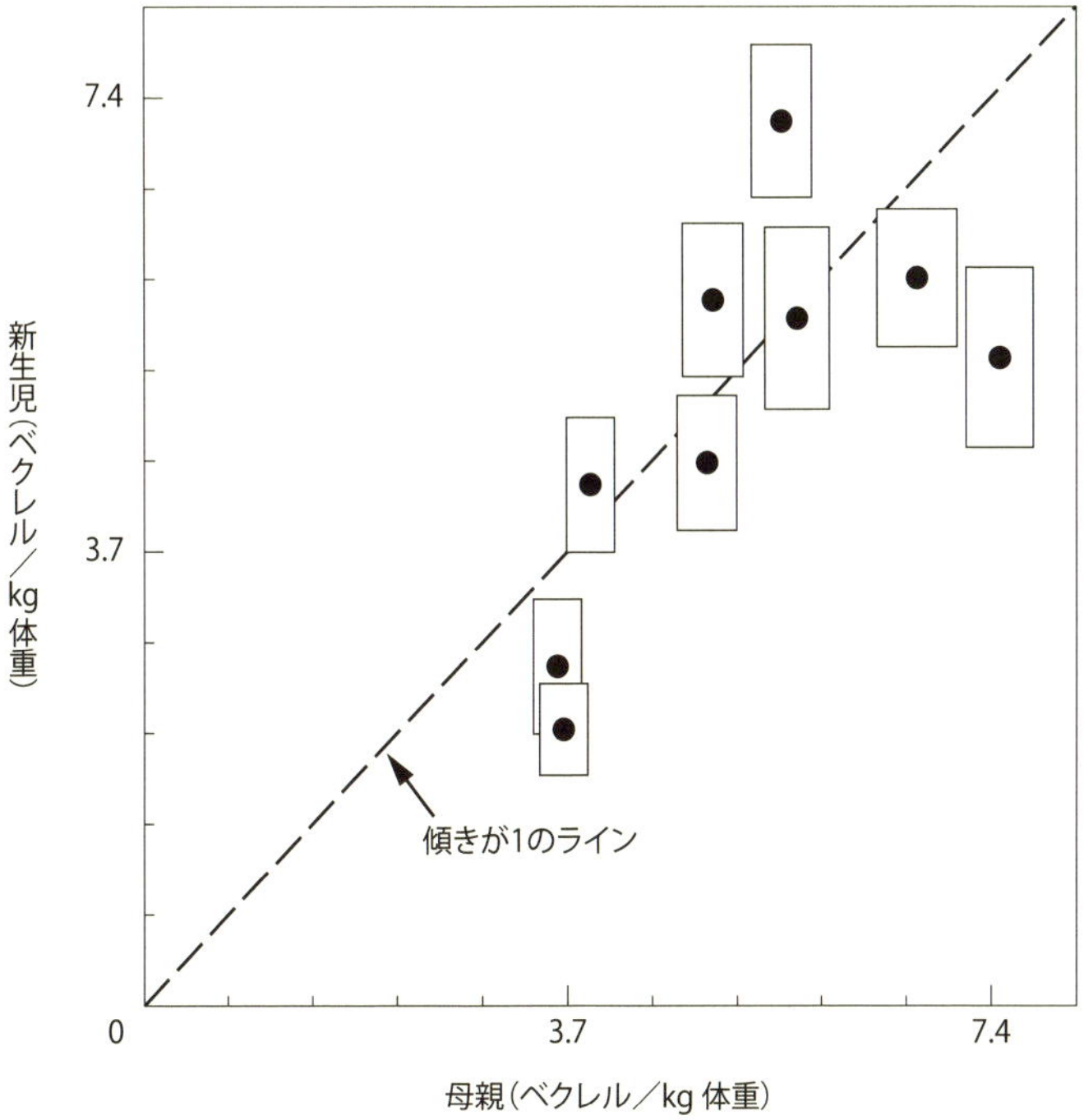

体重一キログラムあたりの放射能レベルとして表示した最後のカラムでは、両者はほぼ同じ値になります。これを図示したのが、図Ⅱ－7です。

これらの表と図からわかるように、生後まもない赤ちゃんとお母さんのセシウム一三七による汚染レベルはほぼ同じです。このことは妊娠中、セシウムの胎児への移行が胎盤により何の阻害もうけていないことを示唆しています。ですから、胎児は母体の臓器や組織と同じように、セシウムによって汚染されるということです。

これらの赤ちゃんの内部被ばく量は、出生時で、年間〇・〇一ミリシーベルト、そして、生後六カ月の時点では年間〇・〇二ミリシーベルトになるということです。これは、放射能が測定された一九六四年当時の自然環境からの被ばく量の一パーセントと二パーセントに相当します。

次は乳児の生物的半減期についてです。

この研究も、先ほどと同じグループによって行われたものです。ですから、出生時の体重一キログラムあたりのセシウム一三七による赤ちゃんの汚染レベルは、先ほどの研究結果から、お母さんのものと同じと見なしています。

生まれてから半年間はほぼ、母乳かミルクで育てられます。しかし、母乳で育てられた場合には、赤ちゃんがどのくらい母乳を飲み、そして、その母乳がセシウム一三七により、どの程度汚染されているのか、わかりません。お母さんの体内からは、お母さんに特有の生物的半減期により、セシウムは体外に排泄されます。そして、その生物的半減期は当然、赤ちゃんへの授乳量によっても変化します。

表Ⅱ-15　乳児におけるセシウム 137 の生物的半減期

乳児	授乳期間（日）	生物的半減期（日）
A	0 - 81	11
	81 - 154	13
B	0 - 149	14
C	0 - 183	12
D	0 - 145	11

ということで、ここでは、ミルクだけで育てられた四人の赤ちゃんについて、その生物的半減期が調べられています。当然のことながら、赤ちゃんが飲むミルクのセシウム一三七による汚染レベルと、それぞれの赤ちゃんのミルクの摂取量も正確に記録されます。

この四人の赤ちゃんについては、誕生からおよそ六カ月まで定期的に、体重の変化とセシウム一三七による内部被ばく量が全身カウンターにより測定されます。

ミルクからの放射能の摂取量と内部被ばく量の変化を考慮して、生物的半減期が算出されるわけです。結果は表Ⅱ－15です。

乳児Aの場合、授乳開始から八一日までは、生物的半減期は一一日です。しかし、八一日から一五四日の期間では一三日と、少し長くなっています。このように成長の過程で、生物的半減期が変化する赤ちゃんもいます。

ほかの乳児では、乳児Aのような変化は認められていません。

生後五カ月から六カ月の授乳期間における生物的半減期は一一日から一四日でした。これらの生物的半減期は大人と比べると、とても短いものです。

(7) 母乳への移行と乳児の摂取量

次はお母さんから母乳へのセシウム一三七の移行と、赤ちゃんの摂取量についてです。これからお話しする二つの研究はいずれもチェルノブイリ原発事故のあと、その放射性降下物、いわゆるフォールアウトによる母乳の汚染を心配して、ドイツとスウェーデンで行われました。

まず、ドイツで、一九八七年五月から一九八八年十二月にかけて行われた研究です。この期間中、お母さん一人につき二週間から四週間にわたって、母乳の放射能が測定されます。同時に、一日の食事を二セット作り、一セットを食べ、残りの一セットは、その放射能が測定されます。ですから、毎日の食事からのセシウム一三七の摂取量がわかるわけです。このようなことは、実際にはほとんど行われません。とてもめずらしい、貴重な研究です。お母さんは、この間、一回だけ全身の放射能が測定されます。結果は表Ⅱ－16です。

表Ⅱ-16　セシウム137による母親と母乳の汚染と食事からの摂取量

母親	研究期間	体重(kg)	セシウム137による汚染 母親の全身(ベクレル)	摂取量(ベクレル／日)	摂取量／母親の全身(%)	母乳(ベクレル／ℓ)
1	1987年5月	60	1300	7.0 ± 3.0	0.5	4.1 ± 0.6
2	同上	66	510	7.0 ± 3.0	1.4	2.4 ± 0.5
3	1987年10月	67.5	460	1.8 ± 0.6	0.4	1.4 ± 0.3
4	同上	46	530	1.6 ± 0.6	0.3	1.9 ± 0.2
5	同上	61	190	0.7	0.4	0.55 ± 0.08
6	1987年11月	65	470	1.8 ± 0.8	0.4	1.3 ± 0.2
7	1988年2月	60	250	0.8	0.3	0.9 ± 0.1
8	1988年5月	64	110	0.9	0.8	0.5 ± 0.2
9	1988年8月	71.5	190	1.0	0.5	0.64 ± 0.05
10	1988年9月	56	210	0.6	0.3	0.8 ± 0.2
11	1988年12月	63	22	0.5	2.3	0.3 ± 0.1
12	同上	60.5	160	0.5	0.3	0.5 ± 0.1

チェルノブイリの原発事故は一九八六年四月二十六日に起こっています。ですから、この研究はその一年後にスタートしています。

セシウム一三七によるお母さんと母乳の汚染レベルにしても、食事からの摂取量にしても、原発事故からの歳月が経つほど、減少する傾向があります。まあ、これは当然のことでしょう。

表で、食事からの摂取量の一部と母乳の汚染レベルは平均値で示されています。両者のデータには日々、どの程度のバラツキがあるのでしょうか。このことについて、図Ⅱ－8に一番と三番のお母さんの実際の測定データを示します。

表Ⅱ－16のデータでは、母乳の汚染レベルにしても、食事からの摂取量にしても、日々の変化がどの程度なのかわかりません。ところが、この図を見れば、いかに日々の変動が大きいかがわかると思います。とくに摂取量は数日で上下に大きく変動します。それと比べると、母乳の汚染レベルの変化は、かなり小さいといえます。

この研究では数週間にわたって、セシウム一三七による母乳の汚染レベルと摂取量が調べられています。しかし、通常、このようなことは行われません。せいぜい一度か二度調べられる程度です。平均値を基準にすると、そのような測定からえられる結果が、いかに

図Ⅱ-8　セシウム 137 による母乳の汚染レベルと 1 日あたりの摂取量

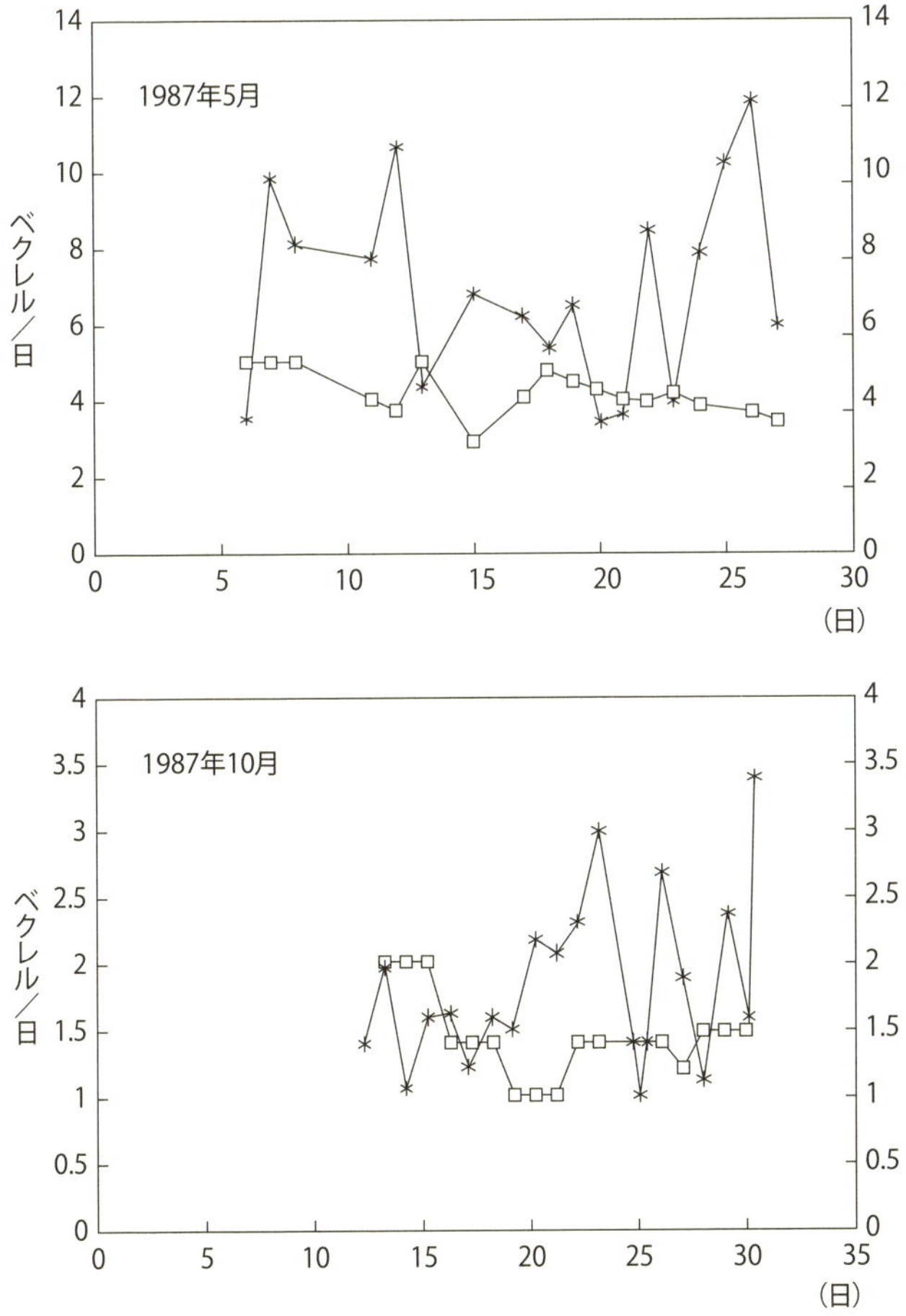

上：母親 1、下：母親 3
＊：1 日あたりの摂取量
□：母乳の汚染レベル

不安定で、不正確なものであるかがわかると思います。

私たちが、このような調査から希望的に期待していることは、前日に食事からとった量が、当日の母乳の汚染レベルに比例的に反映されるということです。しかし、この図を見るかぎり、そのようなことは影も形もありません。摂取量の変動と比較して、母乳の汚染レベルでの変化のほうが小さいし、測定日に母乳の汚染レベルが高いか低いかということはまったく偶然の産物のように見えます。

一度か二度の測定であれば、偶然の測定値がデータとして採用され、研究結果を左右するのです。そういう視点から、図Ⅱ－8はとても貴重な科学の一面を如実に示した実例といえます。

表Ⅱ－16のデータから、一二名のお母さんのオーバーオール生物的半減期を求めると、三〇日から二三〇日と大変な個人差がありました。しかし、これまでのいろいろな研究結果では、授乳中のお母さんのオーバーオール生物的半減期は四〇日から八〇日のあいだにある、と報告されています。そこで、ここでは、その中間の六〇日をオーバーオール生物的半減期と仮定して、お母さんを汚染している放射能と食事からの放射能が、どのくらい母乳に移行するか、計算しました。

すると、一二名のお母さんのデータからは、お母さんを汚染している放射能の〇・二五パーセントが、そして毎日の食事から摂取する放射能の一五パーセントが母乳に移行する、ということになりました。

そこで、表Ⅱ－16の母親の全身を汚染している放射能には〇・〇〇二五を、そして摂取量の放射能には〇・一五をかけて、母乳の放射能を計算してみます。結果は表Ⅱ－17です。この表と表Ⅱ－16の母乳の汚染レベルを比べると、結構よく似た値を示しています。あれほど、測定日による変動があったにもかかわらず、平均値でもって、いろいろな仮定をして計算してみると、このようになります。

ということで、まあ、平均値の話として、おおむねお母さんの体を汚染しているセシウムの〇・二五パーセントと、食事から摂取するセシウムの一五パーセントが母乳に移行するという結果がえられました。

表Ⅱ－16で、七名のお母さんの摂取量が平均値なのか、一回だけの測定なのか、わかりませんが、ここでは平均値としておきます。この表の摂取量／母親の全身のカラムに示されているように、お母さんの汚染レベルと比べて、食事からの摂取量はわずかに〇・三パーセントから二・三パーセントで、とても少ないのです。ですから、お母さんの体から〇・二五パーセントしか母乳へ移行しない、といっても、母乳での割合は四三パーセントから八五パーセントになります。表Ⅱ－17のカッコ内に示した寄与率の平均値では、七五パーセントになります。ですから、食事からの寄与は二五パーセントです。

母乳を汚染しているセシウム一三七の大半はお母さんの体内に残留しているセシウムに由来しています。そして、それに測定日の前日にどのくらいのセシウムをとったか、が上乗せされて、母乳の汚染レベルになる、と考えられます。

図Ⅱ－8のようなグラフが、すべてのお母さんについて示されていないのが残念です。しかし、前述のことが、この図には当てはまりません。そうであれば、もう少し、母乳の汚染レベルの変動が小さくて、安定しているはずです。そして、食事の影響がもっと明確に見られるべきです。ところが、実際には、まったくそのようになっていません。これが、平均値のような代表値を考える科学と現実のギャップなのです。

次にお話しする研究は、スウェーデン北部の二つの町で行われたものです。これもチェルノブイリ原発事故の死の灰に含まれていたセシウム一三七による母乳と乳児の汚染について調べた研究です。

一二名のお母さんと生後三～六カ月の赤ちゃん、そして母乳の放射能が測定されていま

表Ⅱ-17　母親の全身と食事から母乳へ移行するセシウム137の計算値

母親	母乳へ移行するセシウム137の計算値 母親の全身から（ベクレル／ℓ）	食事から（ベクレル／ℓ）	母乳（ベクレル／ℓ）
1	3.25（76）	1.05（24）	4.30
2	1.28（55）	1.05（45）	2.33
3	1.15（81）	0.27（19）	1.42
4	1.33（85）	0.24（15）	1.57
5	0.48（81）	0.11（19）	0.59
6	1.18（81）	0.27（19）	1.45
7	0.63（84）	0.12（16）	0.75
8	0.28（67）	0.14（33）	0.42
9	0.48（76）	0.15（24）	0.63
10	0.53（85）	0.09（15）	0.62
11	0.06（43）	0.08（57）	0.14
12	0.40（83）	0.08（17）	0.48
平均	−（75）	−（25）	

（　）内の数値は母乳の汚染レベルへの母親の全身と食事の寄与率（パーセント）

す。この間、赤ちゃんは母乳だけで育てられました。

この研究の大きな特徴は、赤ちゃんの放射能が全身カウンターで測定されていることです。このことによって、母乳から赤ちゃんへの移行を実際に調べることができました。結果は表Ⅱ－18です。

ドロテアとキルナという町のうち、キルナのセシウム一三七による土壌汚染はかなり低くて、一平方メートルあたり四〇〇ベクレル前後です。このおよそ半分がチェルノブイリ原発事故によっており、残りの半分は核実験によるものです。また、ドロテアはキルナよりも一〇〇倍ほどセシウム一三七による土壌汚染が高く、そのすべてがチェルノブイリ原発事故由来です。表Ⅱ－18の測定結果でも、そのことが見てとれます。

この表の一二組の母子のなかで、お母さんと母乳と赤ちゃんのすべてが測定できているのは番号1と3と5そして6の四組だけです。三つとも測定できなかったのが二組あります。ここでは、これら三つの測定がすべて可能であった四組について、セシウム一三七の移行を検討しています。結果は表Ⅱ－19です。

番号1のお母さんの汚染レベルが際立って高いので、この組だけ別扱いにしています。それでも、一キログラムあたりの放射能で見ると、母乳の放射能はお母さんの一五パーセント程度です。赤ちゃんは母乳よりも三倍から四倍汚染されていますが、それはお母さんの汚染レベルの半分程度です。

表Ⅱ－14で、生後三日以内の赤ちゃんの汚染レベルはお母さんとほぼ同程度でした。それが生後三カ月から六カ月になると、お母さんの半分程度に減少しています。これはお母さんと比べて、赤ちゃんの生物的半減期がとても短いからでしょう。

表Ⅱ-18　母親、母乳、乳児のセシウム137による汚染

番号	セシウム137（ベクレル/kg）		
	母親	母乳	乳児
ドロテア			
1	44	6.6	25
2	4.5	0.61	n.d.
3	6.9	0.53	2.2
キルナ			
5	4.9	0.86	1.7
6	1.2	0.49	2.2
7	2.0	n.d.	n.d.
8	n.d.	0.27	3.7
9	2.1	0.78	n.d.
10	n.d.	0.57	2.8
11	n.d.	n.d.	n.d.
12	1.8	n.d.	2.8
13	n.d.	n.d.	n.d.

n.d.：不検出

表Ⅱ-19　母親ー乳児チェーンにおけるセシウム137の放射能比

放射能比	番号1	平均値1*	平均値2**
母乳／母親	0.15	0.14	0.15
乳児／母乳	3.8	3.0	3.5
乳児／母親	0.57	0.41	0.51

＊：番号1の母子を除いて計算
＊＊：番号1の母子を含めて計算

また、表Ⅱ－18と表Ⅱ－19を比較すると、表Ⅱ－19の放射能の移行が、いかに個々人には適用できないか、ということもわかります。というのは、母親、母乳、乳児のいずれかで不検出（n．d．）のため、解析で除外した六組の母子は、このルールにまったくあてはまらないからです。たまたま三つの測定データがそろっていた四組の母子での解析結果でしかないのです。それさえも、かなりの個人差、バラツキがあります。

ところが、このような移行比がひとたび世間に発表されると、それがどのようなデータにもとづいているのかは度外視され、あたかも永久不変の真理でもあるかのようにまかりとおるのです。このことは、ＩＣＲＰが発表している実効線量係数についても同じです。注意せねばなりませんが、さて、どうすればいいのでしょうか。それには、その結果がえられた元データからの説明を求めるしかありません。

(8)　ＩＣＲＰによる母乳からの被ばく

ＩＣＲＰでは、お母さんが摂取したセシウム一三七により、赤ちゃんはどの程度被ばくすると考えているのでしょうか。ここでは、このことについて説明します。

まず、お母さんが食品とともに食べたセシウム一三七の生物的半減期です。妊娠していないときには、短いほうの生物的半減期は二日、長いほうは七五日と設定しています。また、妊娠中には、短いほうは二日のままですが、長いほうは五〇日としています。短い生物的半減期と、長い生物的半減期の割合は一対九です。

お母さんが食べたセシウム一三七はこのような一定の二つの生物的半減期のもとで、体外へ排泄されると同時に、母乳にも含まれて、でてきます。これを赤ちゃんが飲むのです。このように、体外へ排泄されるので、お母さんが、いつ、セシウム一三七を摂取するかによって、母乳に含まれる量も変化します。このことについて、ＩＣＲＰは、次のように考えています。

たとえば、妊娠五週目に摂取した場合、お母さんが吸収した量の〇・六八パーセントが、母乳に移行します。セシウムは腸で一〇〇パーセント吸収されるとしているので、結局は摂取量の〇・六八パーセントということになります。妊娠三五週目で食べたときには、摂取量の一二パーセントが、そして、産後一週目の授乳中に食べた場合には、その一八パーセントが母乳に含まれるとしています。これが母乳への移行率の最高値です。

ＩＣＲＰは、お母さんの摂取時期を考慮したモデルにより、自動的にセシウム一三七の母乳への移行を計算しています。しかし、そのような移行率が正確に算出できる実際の十分なデータはありません。ただモデル化して、コンピュータに計算させているだけです。

次に問題になるのは、赤ちゃんがどの程度母乳を飲むのかということです。このことについても、ＩＣＲＰは条件を決めています。

赤ちゃんは誕生後、直線的に母乳を飲む量が多くなり、誕生後一週間で、一日に八〇〇ミリリットルの母乳を飲むようになる、としています。また、一日の授乳回数は六回で、これが生後六カ月まで、そのまま継続するということです。そして、授乳はここで終わりです。つまり、授乳期間は生後六カ月間だけです。

六カ月の授乳期間中、母乳からの放射性核種を含めた養分の吸収は、生後三カ月の赤ちゃんのもので考えます。

以上のような条件設定のもとに、お母さんがいろいろな時期にセシウム一三七を摂取したとしてシミュレーションし、実効線量係数を算出します。結果は表Ⅱ－20です。

表で急性摂取というのは、それぞれの摂取時期にお母さんが一ベクレルのセシウム一三七を一度にとるということです。ここで、マイナスは妊娠前、無印は妊娠と産後の週数を表わしています。また、慢性摂取というのは、妊娠期間中の三八週間と授乳期間中の

表Ⅱ-20　セシウム137の摂取による母乳の実効線量係数

	実効線量係数（ミリシーベルト／ベクレル×10^{-6}）
摂取時期（週）	e（母乳）
急性摂取	
妊娠	
-26	0.018
5	0.14
15	0.35
35	2.4
出産	
1	3.8
10	3.1
20	1.8
慢性摂取	
妊娠：38	0.86
授乳：26	2.6

二六週間に、それぞれ一ベクレルのセシウム一三七を毎日、均等に継続してとるということです。

以上、ここで述べた母乳の摂取量と授乳期間およびセシウムの摂取方法や摂取時期などについては、セシウムだけでなく、あとでお話しするヨウ素やストロンチウムなど、そのほかの放射性核種についても同じです。おぼえておいてください。

さて、それではまず、急性摂取での被ばくについてです。当然のことですが、妊娠二六週前、つまり妊娠半年前の実効線量係数は格段に小さくて、それだけ、被ばくも少ないということです。出産一週後での係数が三・八×10^{-6}ミリシーベルトで、ピークとなっています。また、妊娠後期から産後一〇週までにセシウム一三七により汚染された食品を食べると、係数が二・四×10^{-6}ミリシーベルト以上と高くなっています。すなわち、ほかの時期に食べるよりも被ばく量が多くなる、ということです。

慢性摂取でも、授乳期間中に汚染食品を食べると、母乳による赤ちゃんの被ばく量は、妊娠期間中にとるよりも、三倍（二・六VS〇・八六）も多くなっています。つまり、それだけ放射線の影響をうけるということです。

母乳からの摂取でも、授乳期間中の初期に、一度にまとめてとったほうが、小分けにして長期間とるよりも、被ばく量は大きくなるようです。これは、急性摂取での出産一週後と一〇週後の実効線量係数がそれぞれ三・八×10^{-6}ミリシーベルトと三・一×10^{-6}ミリシーベルトであるのに対して、授乳期間中の慢性摂取でのそれが二・六×10^{-6}ミリシーベルトで、前者よりも小さいことからの評価です。

ここでも、ＩＣＲＰは母乳からの被ばくを評価するのに、いろいろな条件を仮定していました。ですが、現実には、まあ、平均的にはそうかな、と考えられる程度で、それ以上でも、それ以下でもありません。仮定からはずれてしまえば、ここで示した結果とは、ま

図Ⅱ-9　妊娠と誕生を基準としたセシウム137の急性摂取による生涯の実効線量係数

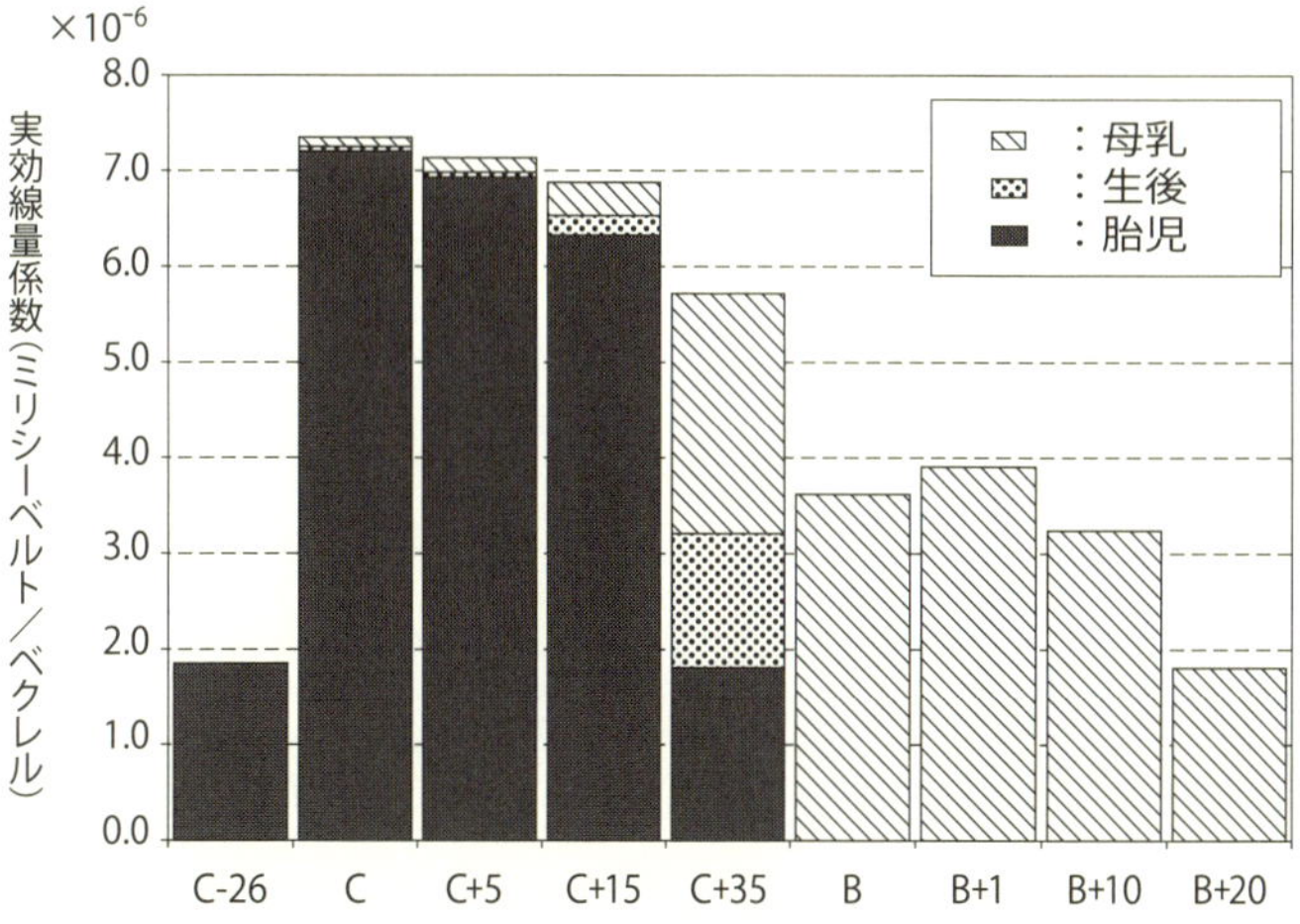

C：妊娠、B：誕生

ったくちがったものになるのです。そのことは十分に知っておかねばなりません。

そういうことを踏まえたうえで、急性摂取の場合について、これまでの結果をまとめてみます。それは九五ページの表Ⅱ－12と表Ⅱ－20をドッキングさせるということです。つまり、e（胎児）とe（生後）、そしてe（母乳）の実効線量係数をドッキングさせます。そうすることにより、胎児から乳児までのセシウム一三七による被ばくの全体像を考える、ということです。これは図Ⅱ－9です。

たとえば、妊娠の二六週前、つまり半年前にお母さんが一ベクレルのセシウム一三七を食べた場合を考えてみます。すると、まず、胎児は一・八×10^{-6}ミリシーベルトの被ばくをうけます。また、生まれたとき、赤ちゃんの体内に残っている放射能により、生後〇・〇二八×10^{-6}ミリシーベルトの被ばくをうけます。さらに、お母さんの体内に残っている放射能が母乳に移行し、〇・〇一八×10^{-6}ミリシーベルトの被ばくをうけます。すると、これらの被ばくの合計は一・八四六×10^{-6}ミリシーベルトになります。ですから、その九七・五パーセントは胎児での被ばくということです。

　また、もっとも被ばく量が多いのは、妊娠したときに、お母さんが一ベクレルのセシウム一三七を食べた場合ということになります。このとき、胎児での被ばくは七・二×10^{-6}ミリシーベルト、誕生後には〇・〇四五×10^{-6}ミリシーベルトになっています。表Ⅱ－20には、妊娠時にセシウム一三七を摂取したときの母乳からの被ばく量が示されていません。ですが、妊娠五週で摂取したときの被ばく量〇・一四×10^{-6}ミリシーベルトよりは少ないでしょうから、これは〇・一×10^{-6}ミリシーベルト前後と考えられます。すると、トータルの被ばく量は、七・三四五×10^{-6}ミリシーベルトになります。この場合にも、九八パーセントは胎児期の被ばくです。

妊娠の後半になるほど、母乳からの被ばく量が多くなります。そして、妊娠三五週で食べた場合のトータルの被ばく量は五・六（一・八＋一・四＋二・四）×10^{-6}ミリシーベルトです。このとき、胎児、生後そして母乳からの寄与率はそれぞれ、三二パーセント、二五パーセント、四三パーセントになります。

当然のことですが、出産後に食べた場合の被ばくは、母乳からだけです。

妊娠時にセシウム一三七を食べると、全体としての被ばく量がもっとも多くなるようです。

二　ヨウ素

(1)　胎児の甲状腺での取り込み

発生・分化し、発育している胎児の甲状腺は、お母さんが摂取した放射性物質、とりわけヨウ素から甚大な障害をうけます。それは、体内に吸収されたヨウ素の多くが甲状腺に取り込まれ、濃縮されるからです。ここではまず、胎児期の甲状腺でのヨウ素の取り込みについてお話しします。

ヨウ素もセシウムと同様に、腸でほぼ一〇〇パーセント吸収されます。ヨウ素が胎盤を通過するので、お母さんが体内に吸収した放射性ヨウ素により、当然、胎児は被ばくします。

子宮の中で成長している受精卵では、受精後、どのくらいから甲状腺の働きがはじまるのでしょうか。

放射性ヨウ素は、胎児の甲状腺ができあがる前から、胎児の体内に蓄積します。このときには主に、肝臓と腸に存在します。

表Ⅱ－21に示すように、小さな哺乳動物では、おおむね、妊娠後半に甲状腺が働きはじめます。しかし、人間では妊娠一一週という、かなり早い時期から機能しはじめます。

このことは、前著『放射線規制値のウソ』の五八ページにあるように、チェルノブイリ原発事故の影響で、妊娠三カ月以後の胎児期に被ばくした八人が生後、甲状腺ガンを発症していることからも、理解できます。

妊娠しているお母さんにヨウ素一三一を一回だけ投与し、その後一六時間から四八時間

表Ⅱ-21　哺乳類の胎仔（児）甲状腺での放射性ヨウ素の取り込み開始時期

哺乳類	妊娠期間（日）	甲状腺機能の開始時期（日）	
ラット	21	18-19	(88)
ハムスター	16	13	(81)
マウス	21	16	(76)
イヌ	63	＜36	(57)
ウサギ	31	15-16	(50)
ブタ	114	＜55	(48)
ヒツジ	145	50	(34)
サル	168	50	(30)
モルモット	68	19	(28)
ヒト	280	74	(26)
ウシ	285	60	(21)

（　）内の数値は妊娠期間に対する割合（パーセント）

での、お母さんと胎児の甲状腺における放射能を比較した研究がいくつかあります。それによると、妊娠初期の三カ月では胎児の甲状腺のほうが一・二倍ほど高いだけでした。ところが、妊娠が進むにしたがって、胎児のほうが指数関数的に高くなります。たとえば、妊娠中期の三カ月ではお母さんの一・八倍になり、最後の三カ月では、七・五倍も高くなります。

このような急性被ばくでは、お母さんの甲状腺よりも胎児の甲状腺に多くのヨウ素一三一が取り込まれ、濃縮されます。しかし、慢性的な被ばくでは、最後の三カ月になるまで、胎児のほうが、お母さんよりも高くなることはないようです。この様子をヒツジとブタの例といっしょに、図Ⅱ－10に示します。

図では動物種によって妊娠期間がちがうので、それぞれの妊娠期間を一〇〇パーセントとして、妊娠時期を示しています。

ヒツジの場合、妊娠期間中ヨウ素一三一を投与しています。妊娠初期は、胎仔よりも母親の甲状腺で、かなり放射能が高いようです。それは、表Ⅱ－21からもわかるように、ヒツジの胎仔では甲状腺が機能しはじめるのが、妊娠中期のはじめだからです。その後、次第に胎仔の甲状腺で放射能が高くなり、最高値では、胎仔のほうが二・五倍高くなります。しかし、妊娠後半以後でも、母親とほとんど同じレベルの放射能を示す胎仔もいます。これが、個体差です。

この個体差、個人差は当然、人間でも認められます。図に示されている五名のお母さんは核実験に由来する放射性降下物により、ヨウ素一三一の被ばくをうけました。この場合、平均値では、胎児のほうがお母さんよりも三・三倍高いのですが、その範囲は一・三倍から八・〇倍となっています。わずかに数人の研究でも、このように大きな個人差がありま す。

図Ⅱ-10　慢性被ばくにおける甲状腺でのヨウ素131の胎児(仔)／母親(F/M)放射能比

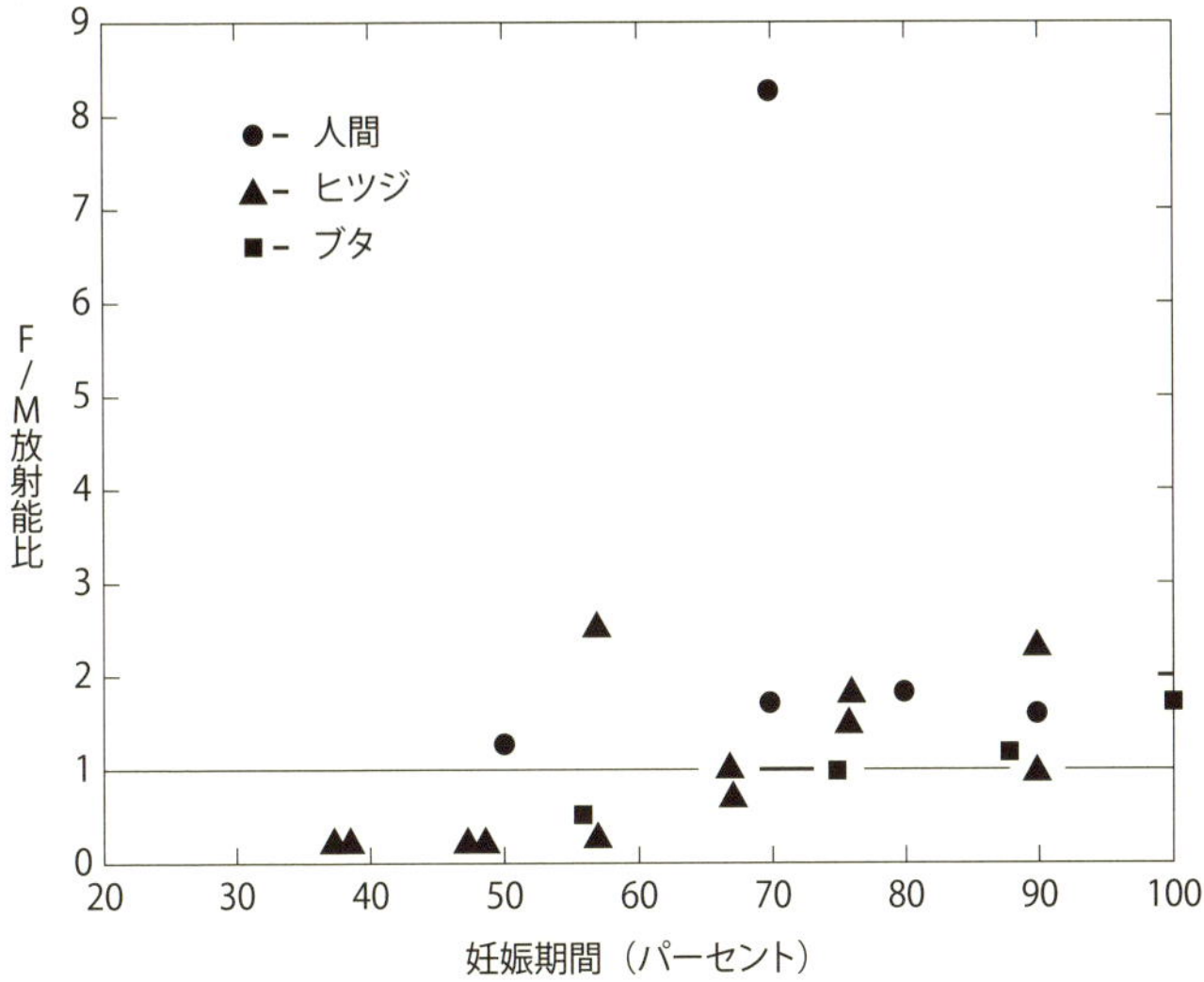

妊娠期間中、胎児の甲状腺ではヨウ素の濃度が上昇し、そして妊娠末期には、お母さんの甲状腺よりも三倍から一〇倍も高くなると考えられています。

胎児の甲状腺は、お母さんの甲状腺よりもかなり多量のヨウ素を取り込んでいるようです。胎児の甲状腺は、お母さんが摂取するヨウ素のどのくらいを取り込んでいるのでしょうか。次には、このことを考えてみたいと思います。

図Ⅱ－11はＩＣＲＰが採用している研究データと、それにもとづいて描かれたモデル曲線です。この図で、エバンスの研究は一七名、そしてダイアの研究は一三名の被験者からえられたものです。しかし、パルマーの研究はモルモットでの研究で、人間のデータではありません。それが、人間では出産直前の最後のデータを提供しています。

わずかに三〇名程度のデータにもとづいてえられたモデル曲線からの結果では、八週齢頃から、胎児の甲状腺はヨウ素を取り込みはじめます。取り込み率はグラフのように、次第に増加します。そして、妊娠末期、生まれてくる頃には、お母さんが摂取したヨウ素一三一の九パーセントが胎児の甲状腺に取り込まれるということです。

甲状腺から分泌される甲状腺ホルモンには、トリヨードサイロニン（T_3）とサイロキシン（T_4）の二種類があります。これらのホルモンにはヨウ素が必須です。ですから、ヨウ素が甲状腺に取り込まれるのです。

大人の場合、甲状腺の働きが高まるとバセドー病になり、逆に低下すると粘液水腫になります。つまり、これらの甲状腺ホルモンは体の基礎代謝を高めたり、低下させたりします。

ところが、胎児と乳幼児では、その作用はまったくちがっています。この時期に、甲状腺ホルモンが少ないと、とんでもないことになります。すなわち、身長が伸びず、知的障

図Ⅱ-11　母親が摂取したヨウ素131の胎児甲状腺による取り込み率と週齢

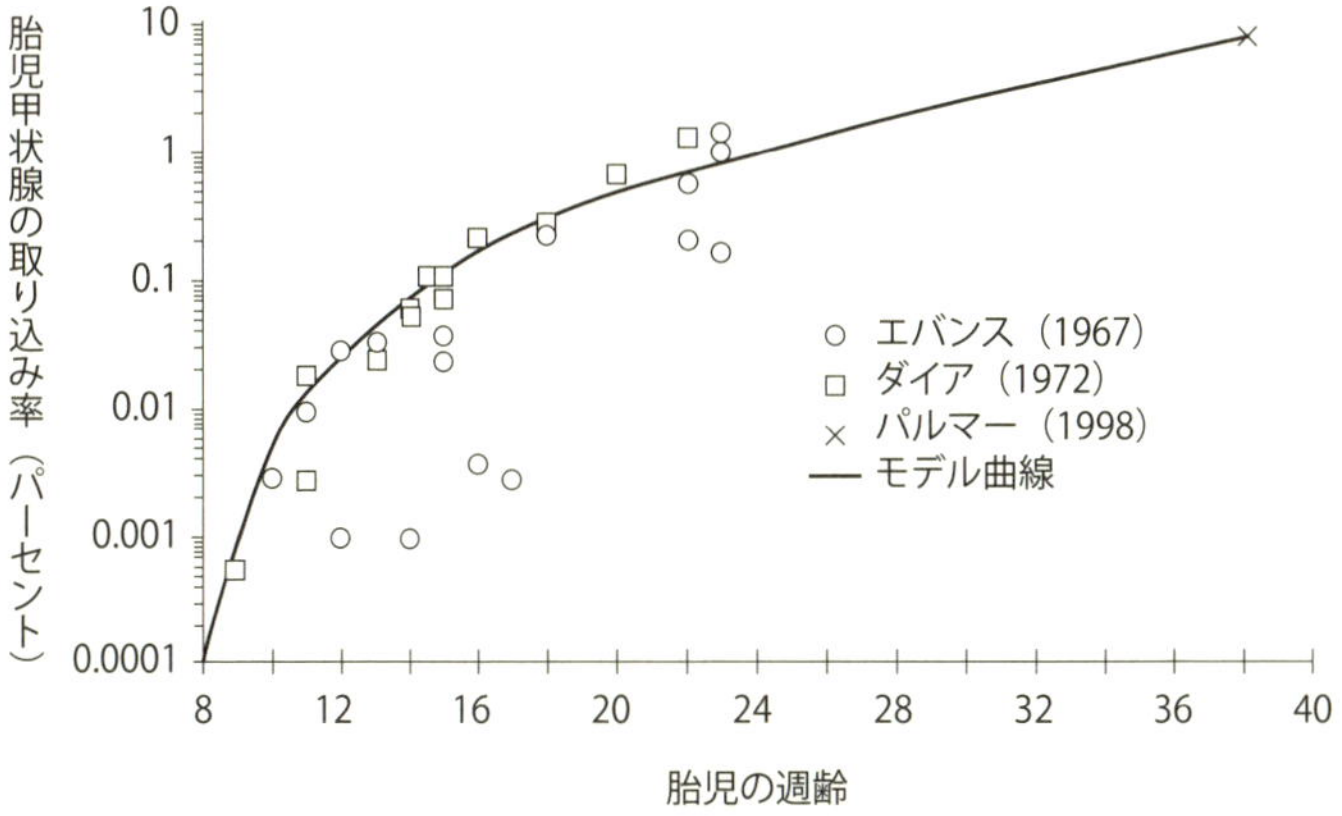

注）人名のあとの（　）内の数値は論文の発表年

害におちいるのです。先天性甲状腺機能低下症、いわゆるクレチン症はそういう病気です。

このように、胎児期にとても重要な甲状腺ホルモンは胎児の甲状腺で、どのくらい作られているのでしょうか。ここではT_4の産生を例にして、お話しします。

妊娠中期から末期にかけて、胎児のT_4レベルはお母さんのレベルを超えます。ヒツジの場合、妊娠末期の三カ月のあいだ、体重一キログラムあたり一日のT_4産生量は胎児のほうが、お母さんよりも六倍から八倍多い、ということです。同じような傾向は人間でも考えられています。

お母さんは体重一キログラムあたり一日

にT_4中のヨウ素として、〇・七マイクログラム〜一・四マイクログラムを甲状腺から分泌します。そうすると、胎児の甲状腺は、一日に体重一キログラムあたり四マイクログラム〜一一マイクログラムものヨウ素をT_4として分泌することになります。

胎児には、お母さんよりも多量の甲状腺ホルモンが必要です。ですから、その分、胎児の甲状腺は、甲状腺ホルモンの材料であるヨウ素も必要なのです。そのために、胎児の甲状腺には放射性ヨウ素も濃縮されます。そして、それだけ、放射線による障害もうけることになります。

(2)　ＩＣＲＰによる胎児での被ばく

ＩＣＲＰでは、ヨウ素もセシウムと同じく、腸で一〇〇パーセント吸収されると考えています。吸収されたヨウ素の体内での分布や代謝、排泄について、妊婦モデルで詳しいコンパートメントを作り、胎児や甲状腺への移行を解析しています。どこにそれだけの基礎データがあるのか不思議です。

しかし、ひとたび、そのようなモデルを作り上げてしまえば、あとは、それに適当な数

表Ⅱ-22　女性あるいは妊婦がヨウ素131を急性摂取した場合の胎児の実効線量係数

摂取時期(週)	実効線量係数（ミリシーベルト／ベクレル× 10^{-6}）				
	h_T(胎児)*	h(脳)**	e(胎児)	e(生後)	e(生涯)
-130	−	ND	ND	ND	ND
-26	−	ND	ND	ND	ND
妊娠時	0.078	0.00048	0.078	ND	0.078
5	0.24	0.013	0.081	ND	0.081
10	3.2	0.051	0.21	ND	0.21
15	240	NA	12	0.0000043	12
25	680	NA	34	0.0033	34
35	1100	NA	55	5.3	60

＊：胎児期に最高の被ばくをうける臓器・組織の等価線量係数。ここでは妊娠時は全身、それ以後は甲状腺
＊＊：脳がもっとも影響をうけやすい妊娠8～15週での等価線量係数
ND：0.000001以下
NA：適用不能

値を入れて、シュミレーションすれば、いくらでも成果はえられます。ここでお話しする胎児の実効線量係数も、そのようなコンピュータ処理により、算出されたものです。

コンパートメント間のいろいろと細やかな移行率が胎児の週齢別に示されています。しかし、結局のところ、もっとも影響をうけるのは、胎児の甲状腺です。ですから、最終的には図Ⅱ－11で示した甲状腺でのヨウ素一三一の取り込み率により、実効線量係数の大部分が決まってしまいます。まず、急性摂取の場合について、表Ⅱ－22に示します。

女性が妊娠の一三〇週前と二六週前、すなわち、二年半前と半年前に、それぞれ一ベクレルのヨウ素一三一を一回だけ食べた場合には、いずれの項目でも、〇・〇〇〇〇〇一×10^{-6}ミリシーベルト以下です。それはNDとしています。

それが妊娠時に食べると、胎児はe（胎児）の実効線量係数である〇・〇七八×10^{-6}ミリシーベルト被ばくします。五週齢で食べたときの胎児の被ばく量e（胎児）は〇・〇八一×10^{-6}ミリシーベルトで、妊娠時よりも若干多くなります。この頃になると、甲状腺が形成され、働きはじめます。

このときの甲状腺の等価線量係数h_T（胎児）は〇・二四×10^{-6}ミリシーベルト（表の左から二番目のカラム）です。「ＩＣＲＰ八八」が出版された二〇〇一年時点での甲状腺の組織荷重係数は〇・〇五です。ですから、甲状腺の被ばく量は〇・〇一二（〇・二四×〇・〇五）×10^{-6}ミリシーベルトになります。これは表Ⅱ－22の妊娠五週齢での胎児の被ばく量e（胎児）〇・〇八一×10^{-6}ミリシーベルトの一五パーセントほどです。

胎児甲状腺の被ばく量は妊娠が進むほど多くなります。それは、図Ⅱ－11のように、ヨウ素一三一の取り込み率が上昇するからです。一〇週齢の甲状腺の被ばく量は三・二×10^{-6}×〇・〇五ということで、〇・一六×10^{-6}ミリシーベルトになります。これは、このときの

表Ⅱ-23　女性あるいは妊婦がヨウ素131を慢性摂取した場合の胎児の実効線量係数

摂取時期（週）	実効線量係数（ミリシーベルト／ベクレル×10^{-6}）				
	h_T(胎児)*	h(脳)**	e(胎児)	e(生後)	e(生涯)
-260	0.00022	0.0000029	0.00019	ND	0.00019
-52	0.0011	0.000015	0.00096	ND	0.00096
妊娠中	430	0.013	21	2.1	23

＊：胎児期に最高の被ばくをうける臓器・組織の等価線量係数。ここでは甲状腺
＊＊：表Ⅱ-22と同じ
ND：0.000001以下

胎児の被ばく量、〇・二二×10^{-6}ミリシーベルトの七六パーセントになります。そして、一五週齢以上では、甲状腺の等価線量係数h_T（胎児）に〇・〇五を乗じたものがe（胎児）のカラムと同じ値になります。これは甲状腺の被ばく量が一〇〇パーセント胎児の被ばく量になっているからです。

生まれたときに、赤ちゃんの体内に存在するヨウ素一三一によるその後の被ばく量e（生後）は二五週齢まではかなり少なくて、七〇歳までのトータルの被ばく量e（生涯）にはほとんど影響しません。しかし、お母さんが妊娠三五週で一ベクレルのヨウ素一三一を食べたときには、e（生後）は五・三×10^{-6}ミリシーベルトとなり、e（生涯）の九パーセントほどを占めることになります。ですから、出産間近で、ヨウ素一三一をとると、胎児期だけでなく、生まれたあとでの被ばくにも大いに影響す

るということです。

慢性摂取した場合の結果は表Ⅱ－23です。この表に示した三つの慢性摂取のシナリオは次のようになります。一つは妊娠の二六〇週前、すなわち五年前から妊娠するまでのあいだ。次が、妊娠の五二週前、つまり一年前から妊娠するまでのあいだ。そして、最後が妊娠してから出産するまでのあいだです。それぞれの期間中、一ベクレルのヨウ素一三一を毎日均等に、継続してとります。すると、胎児や甲状腺そして脳は表に示されている線量を被ばくするということです。

急性摂取では、二年半前とか半年前に食べたときでも、その被ばく量は、いずれも、NDでした。慢性摂取では、被ばく量は少ないのですが、それよりはかなり多い被ばくになります。

妊娠の五年前からの摂取と比べ、一年前からだと、胎児の被ばく量は、いずれの指標でも五倍多くなっています。慢性摂取の場合には、摂取期間が長くなると、それだけ被ばく量は少なくなるということです。そして、両者の摂取シナリオの場合、胎児の被ばく量e（胎児）に対する甲状腺h_T（胎児）の寄与率は、いずれも六パーセント弱になります。

妊娠中に食べた場合には、当然のことですが、妊娠前に食べた場合よりも、胎児の被ばく量e（胎児）は二一×10^{-6}ミリシーベルトと、圧倒的に多くなります。それでも、急性摂取の場合と比べると、妊娠後半にとったときの三四×10^{-6}ミリシーベルトや五五×10^{-6}ミリシーベルトにはなりません。セシウムの場合と同様に、摂取時期と摂取方法の両方が問題ということです。

妊娠中に食べたときには、甲状腺の等価線量係数が四三〇×10^{-6}ミリシーベルトになります。これに甲状腺の組織荷重係数〇・〇五を乗ずると、二一・五×10^{-6}ミリシーベルトになり、これはe（胎児）の被ばく量です。すなわち、このときにも胎児の被ばくは甲状腺によっているのです。それだけ、甲状腺はヨウ素一三一の影響をうけるということです。

ここではe（生後）の被ばく量も二一・一×10^{-6}ミリシーベルトあり、e（生涯）の九パーセントになります。妊娠中の慢性摂取では、生まれたときに赤ちゃんの体内に存在するヨウ素一三一からの被ばくも問題になります。

(3) 新生児から成人の甲状腺での取り込み

ここで、まず最初に紹介するのは、生後二カ月半から一八歳までの六〇名にカプセルに入ったヨウ素一三一を飲んでもらい、甲状腺への取り込みなどについて調べた研究です。いずれも健康な子どもですから、飲んでもらう量には、おのずから制限があります。この研究では、一〇歳未満の子どもは七四万～九二・五万ベクレル、そして一〇歳以上では一八五万ベクレルのヨウ素一三一を飲んでいます。

ＩＣＲＰの実効線量係数は〇歳から二歳までの子どもでは一・八×10^{-4}ミリシーベルトですし、一二歳から一七歳の子どもでは三・四×10^{-5}ミリシーベルトとなっています。これらの数値から乳幼児の被ばく量を計算すると、一三三ミリシーベルトから一六七ミリシーベルトになります。また、一二歳から一七歳の場合には六三ミリシーベルトになります。

一般人の場合、年間の実効線量限度は一ミリシーベルトです。ですから、この実験でのヨウ素一三一の被ばく量は、年間被ばく限度の六三倍から一六七倍にもなります。また、できるかぎり放射線の影響を小さく評価したいＩＣＲＰでも、一〇〇ミリシーベルトを超えると、将来、発ガンのリスクが高くなるとしています。子どもは甲状腺ガンを発症しやすいので、とくに危険です。

この論文は一九五七年に発表されています。当時は、今だったら、とても不可能な研究が行われていたということです。ですが、研究結果はとても貴重なデータを提供していま

図Ⅱ-12　甲状腺の放射性ヨウ素吸収率と子どもの年齢

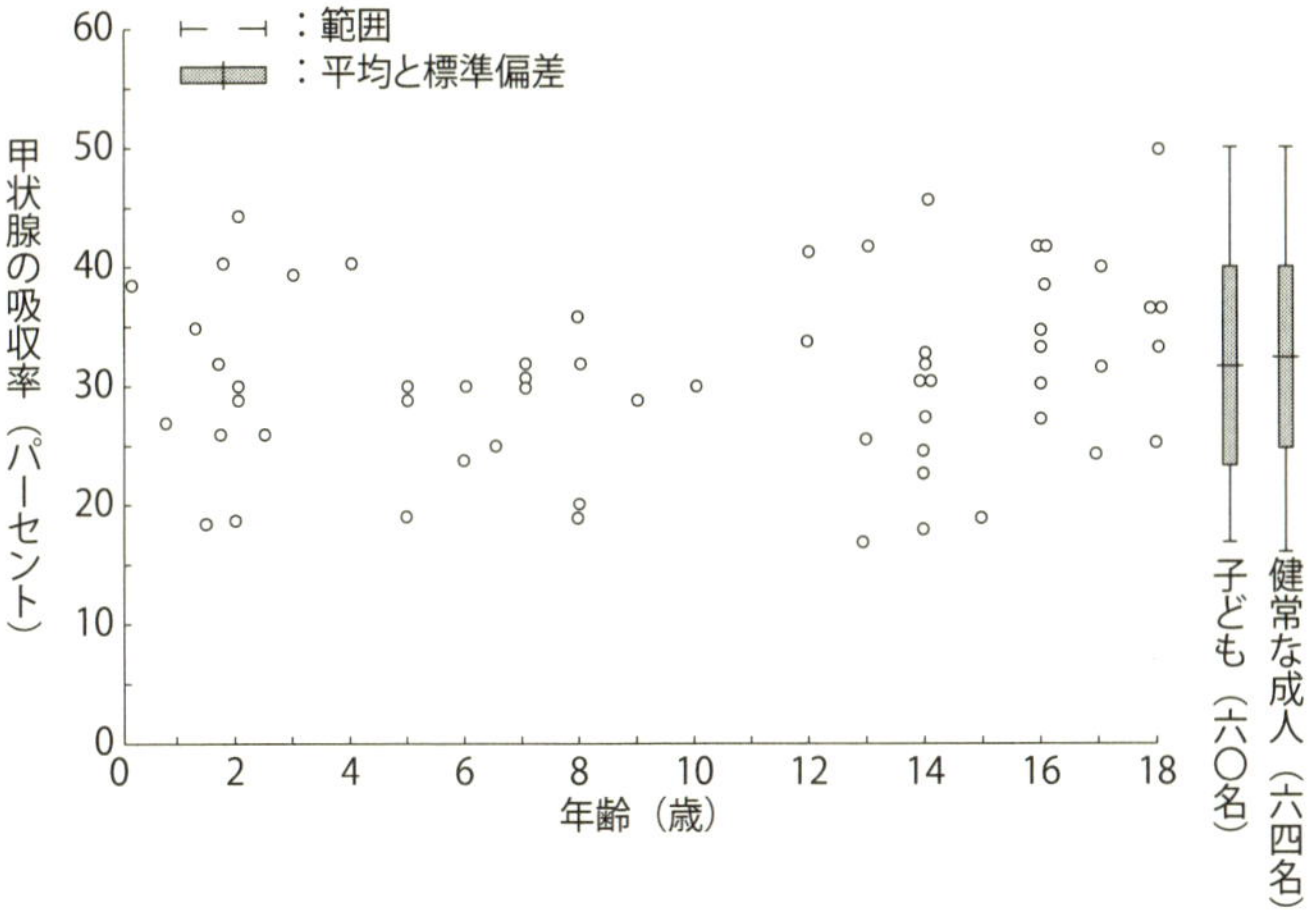

す。

ヨウ素一三一入りのカプセルを飲んでから二四時間で、摂取した放射能のどのくらいが甲状腺に取り込まれるのでしょうか。結果は図Ⅱ－12です。

この図で、一つの〇印は一人の子どもを示しています。生後二カ月半から一八歳まで、ほぼ同じように、一様に分布しています。

図の右端に平均と範囲を示した棒状のグラフが二つあります。一つはこの子どもたちの結果をまとめたもので、もう一つは健康で、甲状腺の働きが正常な六四名の大人のデータをまとめたものです。

子どもたちの吸収率の平均値は三一・一

パーセントで、大人は三二・二パーセントでした。摂取二四時間後での甲状腺の平均吸収率には、子どもと大人で差はありませんでした。そして、その範囲も一六パーセントから五〇パーセントで、子どもと大人で同じでした。しかし、やはり、人により吸収率にはかなりのちがいがあることがわかります。

胎児の甲状腺はお母さんの甲状腺よりもT_4という甲状腺ホルモンを体重一キログラムあたりにすると、六倍から八倍も分泌している、ということをお話ししました。直接に甲状腺ホルモンの濃度を測定しているのではありませんが、これに関係するマーカーとして血清中に存在するヨウ素一三一結合性タンパク（ＰＢＩ一三一）というのがあります。次は、このＰＢＩ一三一の測定結果について、図Ⅱ－13に示します。

血清中に存在するヨウ素含有のいろいろな化学物質がタンパクと結合して、ＰＢＩとなります。この研究ではヨウ素一三一を子どもに飲ませて、二四時間後、ヨウ素一三一と結合したＰＢＩ一三一の量を、投与したヨウ素一三一に対する割合で示しています。

図から明らかなように、一歳の子どもの値がもっとも高くて、その後は、年齢とともに低下する傾向があり、一三歳から一八歳で最低になります。この思春期の値は、甲状腺機能が正常な大人の値と同じです。

図Ⅱ-13　血清 PBI 131 の割合と子どもの年齢

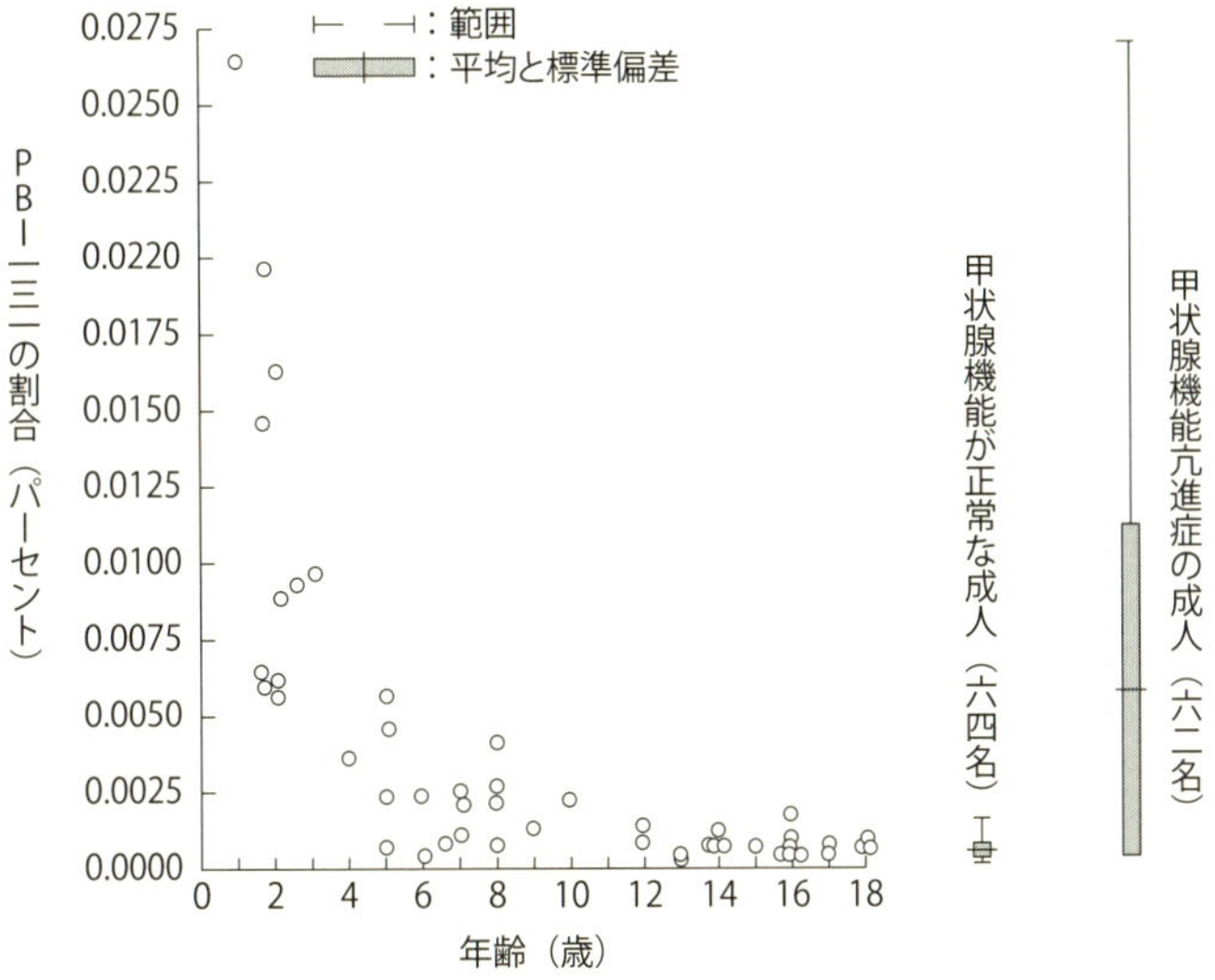

右端の棒状グラフに示されているように、甲状腺機能亢進症の大人では、ＰＢＩ値は大きく変動します。もっとも高い人の値と一歳児の値はほぼ同じです。この図から、乳幼児の甲状腺は甲状腺機能が亢進した大人と同じくらい活発に働いているといえます。

図には示されていないけれども、生後二カ月半と八カ月の乳児のＰＢＩ一三一の値はそれぞれ〇・八一パーセントと〇・〇五二パーセントでした。この二人の乳児の値は、それぞれ図で最高値を示した一歳児の三〇倍と二倍も高いのです。このような高い値は甲状腺機能亢進症の大人でも認められません。乳児の甲状腺はそれほど活発にヨウ素を取り込み、甲状腺ホルモンを分泌しているということです。

この結果から考えられることは、乳幼児や児童の甲状腺はヨウ素の取り込み率では大人と差がないけれども、甲状腺からのヨウ素含有化学物質の分泌速度が、大人よりもかなり速い、ということです。これらのことについては、さらに詳しく説明します。

放射性ヨウ素とりわけ、ヨウ素一三一による人間の汚染源は食品です。なかでも、ミルクはもっとも重要な汚染源です。ということで、次に紹介する研究では、ヨウ素一三一で汚染されたエサを与えられた乳牛から、実験用のミルクを作りました。そのミルクを被験者が飲むわけです。

被験者の年齢は六・八歳から四八・五歳までの一一人です。この人々に一日に一八・五ベクレルの放射能の入ったミルクを一四日から、長い人で二八日飲んでもらいます。ですから、ヨウ素一三一の総摂取量は二五九ベクレルから五一八ベクレルになります。この被ばく量は多くても子どもで〇・〇五ミリシーベルト、大人で〇・〇一ミリシーベルトです。先に述べた研究の被ばく量は六三ミリシーベルトから一六七ミリシーベルトでした。先の研究の被験者がいかに大量のヨウ素一三一を飲まされていたか、がわかると思います。

表Ⅱ-24　甲状腺におけるヨウ素のターンオーバーと生物的半減期

被験者	年齢（歳）	ターンオーバー 取り込み率	ターンオーバー 排出率（10^{-3}／時）	生物的半減期（日）
S-1	6.8	0.2303	4.45	6.49
S-2	8.2	0.2129	4.58	6.30
S-3	8.3	0.2492	5.09	5.67
S-4	9.0	0.2539	4.30	6.72
S-5	12.8	0.2272	4.33	6.67
S-6	14.8	0.2381	4.34	6.65
S-7	16.1	0.2080	4.14	6.97
S-8	22.0	0.1990	3.91	7.38
S-9	23.3	0.2985	3.92	7.37
S-10	39.9	0.1990	3.68	7.85
S-11	48.5	0.2040	3.67	7.87

ミルクを用いた研究は一九六六年に発表されました。ですから九年間で、放射線のリスク評価が、こんなにも変わったということです。そういうことは、今後もありえます。

結果は表Ⅱ－24です。この表のデータは一四日間ヨウ素一三一入りミルクを飲んで、調べられたものです。

ここで、取り込み率というのは、摂取したヨウ素一三一のうち、甲状腺に吸収されたものの割合です。この割合は子どもから大人まで、ちがいが認められませんでした。その平均値は〇・二二九一です。ですから、摂取した放射能のうち二三パーセントほどが、甲状腺に吸収されます。その取り込まれた放射能は一時間あたり平均して、四・二×10^{-3}の割合で、排出されます。つまり、このようにして、甲状腺のヨウ素はターンオーバー、代謝回転しているのです。

前の研究でお話ししたように、この研究でも、年齢による甲状腺の取り込みにはちがいが認められませんでした。しかし、排出率にはちがいがあるようです。

表Ⅱ－24の排出率を二〇歳未満と以上にわけてみます。すると、その平均値はそれぞれ、四・五×10^{-3}と三・八×10^{-3}となります。このように、一時間あたりの排出率は子どものほうが大人より高いのです。そして、そのために、子どもの生物的半減期のほうが大人よりも短くなります。子どもの生物的半減期の平均値は六・五日で、大人は七・六日となり、子どものほうが一日以上短くなります。

この研究では、前の研究で、血清中ＰＢＩ一三一の濃度がとても高かった四歳未満の子どものデータがありません。しかし、この結果から、大人よりも子どもの甲状腺は活発に代謝回転していることがわかる、と思います。

表Ⅱ－24で、Ｓ－２とＳ－４の子どもと、Ｓ－８とＳ－９の大人には、さらに同量のヨウ素一三一を一四日間飲んでもらいました。そして、同時に安定ヨウ素剤も飲んでもらい、甲状腺へのヨウ素一三一の取り込み抑制効果を調べたのです。安定ヨウ素剤とは、放射能

図Ⅱ-14　安定ヨウ素剤による甲状腺でのヨウ素131の取り込み抑制

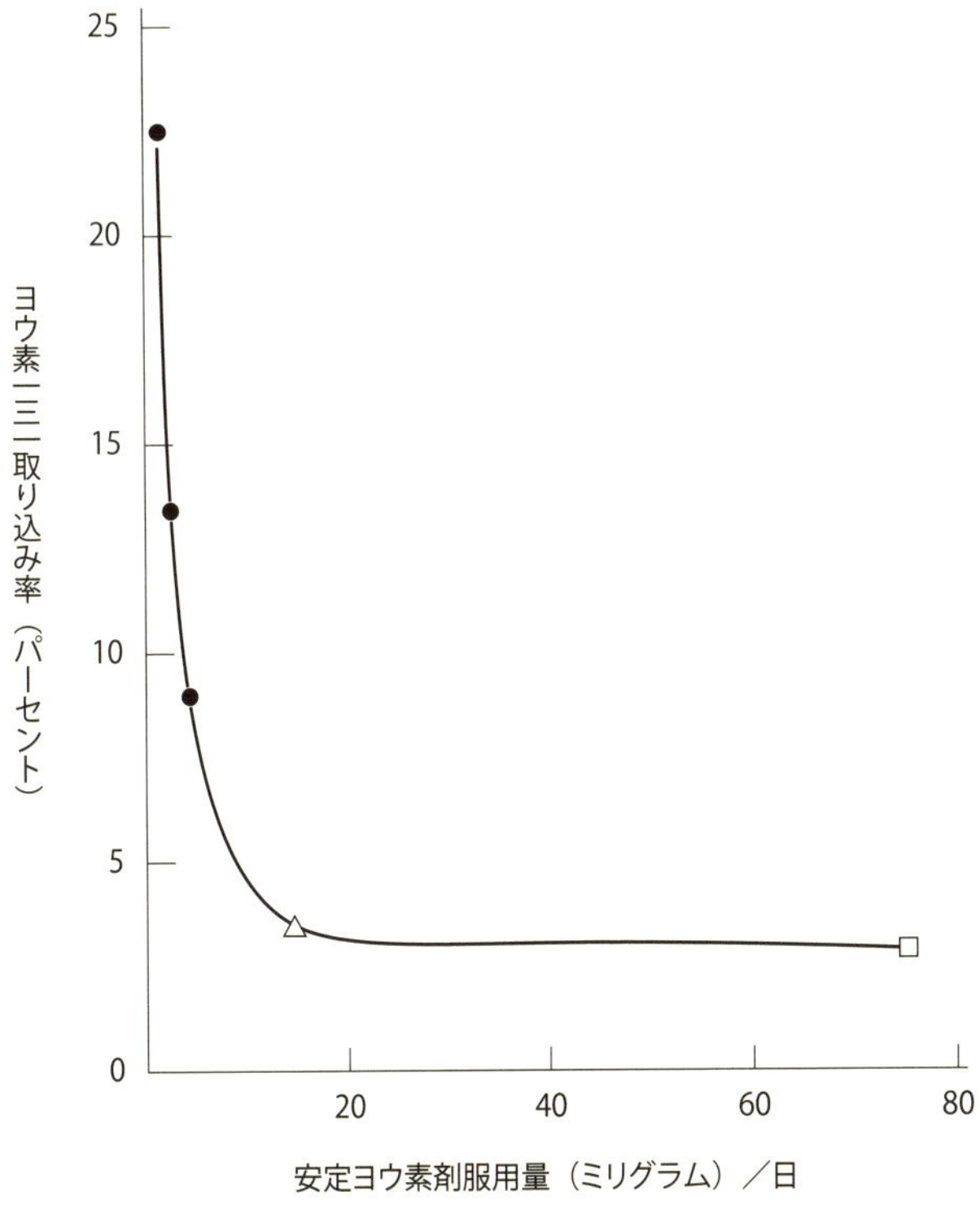

を出さない安定同位体のヨウ素を錠剤にしたものです。安定ヨウ素剤の服用量は、子どもは一日に一・八ミリグラム、大人は一日に四・二ミリグラムです。これはいずれの被験者についても体表面積一平方メートルあたり、二ミリグラムの用量になっています。結果は図Ⅱ－14です。

一番上の黒丸は安定ヨウ素剤を摂取しなかったときの取り込み率で、二二・五パーセントです。それが、安定ヨウ素剤を一・八ミリグラム摂取すると、ヨウ素一三一の取り込みが四〇パーセント低下して、一三・五パーセントになります。また、四・二ミリグラムでは六五パーセント抑制されて、八パーセントにまで下がります。あとの二つのポイントは、この研究結果ではなくて、他の研究者のものです。それらもあわせて考えると、一日に一〇ミリグラムの安定ヨウ素剤の摂取により、ヨウ素一三一の取り込みは約四パーセントに落ち込みます。しかし、それ以上多量の安定ヨウ素剤を摂取しても、効果は同じです。

この結果は、また、甲状腺によるヨウ素の取り込みには、体の大小は関係しない、ということも示しています。体表面積あたりで同じ用量の安定ヨウ素をとったにもかかわらず、用量依存的にヨウ素一三一の取り込みが抑制されたからです。

放射性ヨウ素の摂取が続いている場合には、いつでも、一日に一〇ミリグラムの安定ヨウ素剤を服用することにより、甲状腺への放射性ヨウ素の取り込みがもっとも効果的に抑制されるということです。

しかし、安定ヨウ素剤の服用を止めると、五日でその抑制効果はなくなります。

(4)　実効線量係数のカラクリ

ここで、最後に紹介する論文は、アメリカの原子力規制委員会（ＮＲＣ）が実効線量係数を決定するプロセスについて報告したものです。ですから、自分たちが実際に実験したデータではなくて、いろいろな研究者が行った研究論文のデータを独自の方法で解析して、まとめただけです。

実効線量係数は、被ばく量を知るためのとても重要な係数です。ここでは、そのプロセスを検証することにより、また、科学というものの本質も見えてくるかもしれません。科学とは、ということも考えながら、読んでみてください。

この論文では、新生児（生後四週未満の赤ちゃん）、〇・五歳～二歳、六歳～一六歳そして一八歳以上の大人という四つのグループについて、甲状腺でのヨウ素一三一のターンオーバーを検討し、生物的半減期を求めています。

成長により、甲状腺も大きくなります。文献で調べた結果、それぞれのグループの甲状腺の重さの平均値は、新生児で一・四グラム、〇・五歳～二歳で二・三グラム、六歳～一六歳で六・七グラム、そして大人で一八・三グラムでした。

大人のグループ以外は最小値と最大値が示されていません。大人のグループでは二五五名の甲状腺の重量は、きれいな対数正規分布（重量の測定値の対数値が左右対称の正規分布をするということ）をすることがわかりました。そして、最小値が二・〇グラムで、最大値は六二グラムでした。平均重量が一八・三グラムといっても、こんなに個人差があるのです。

しかし、NRCは、甲状腺の重さを〇歳～一歳では二グラム、一一歳～一七歳では一五グラム、そして大人では二〇グラムと決めています。何でもそうですが、モデル化して数式化するということは、すべてを平均値のような代表値に集約して、まるめてしまうことです。ですから、ここでは個人差は完全に無視されます。

このように、実効線量係数を算出するのに、もっとも基本的で、重要な甲状腺の重量のところから、個人差が無視され、平均化されています。これからお話しするすべてについ

表Ⅱ-25　甲状腺におけるヨウ素131の取り込み

グループ	被験者数（名）	取り込み率 平均値	取り込み率 最小値	取り込み率 最大値	NRC値
新生児	67	0.47	0.06	0.97	0.3
0.5～2歳	25	0.39	0.18	0.66	0.3
6～16歳	114	0.47	0.17	0.88	0.3
成人（18歳以上）	565	0.19	0.08	0.46	0.3

て、このことがあてはまります。

次は甲状腺のヨウ素一三一の取り込みについてです。結果は表Ⅱ－25です。この表に示されている取り込み率というのは、摂取したヨウ素一三一のうち、二四時間で甲状腺に吸収されたものの割合です。

これまでに紹介した研究では、取り込み率は、子どもと大人でほぼ同じでした。しかし、表Ⅱ－25の平均値は子どもでは〇・三九と〇・四七ですが、大人は〇・一九です。明らかに子どもよりも大人のほうが甲状腺でのヨウ素一三一の吸収は低下しています。ところが、NRC値のカラムに書かれているように、NRCはこのすべてのグループについて、ヨウ素一三一の取り込み率は〇・三で、同一としています。

また、最小値と最大値のカラムに示しているように、新生児では、ほとんど取り込まない子もいれば、逆に、ほとんどすべて吸収する子もいます。こんなにも個人差があるのです。このような傾向は、その他のグループでも認められます。

このような個人差は無視し、さらにはグループによる吸収率のちがいも無視して、実効線量係数算出のためのモデル化のデータとしているのです。

次は、甲状腺からのヨウ素一三一の排出率とか分泌速度のデータが示され、それから生物的半減期を計算した結果が提示されることを期待していました。ところが、排出率、分泌速度のデータは示されないまま、いっきに生物的半減期が提示されたのです。これは表Ⅱ－26です。

表Ⅱ－25に示されていた被験者数と比べると、この表の被験者数はとても少なくなっています。新生児と〇・五歳～二歳の子どもでは一桁になっています。つまり、それだけデータの信頼性は低くなるわけです。ですから、全体として、表Ⅱ－26のデータは表Ⅱ－25と比較して、桁ちがいに、その信頼性は落ちています。データを見るときには、このようなことにも気をつけねばなりません。

さて、それでは実際の数値を見てみましょう。新生児の場合、生物的半減期の平均値は一六日ですが、四名のデータでも、最小値が六日、最大値が二三日と、六倍ものちがいがあります。わずかに九名の〇・五歳～二歳の子どもでも、平均値は一三日ですが、最小値

表Ⅱ-26　甲状腺におけるヨウ素131の生物的半減期

グループ	被験者数(名)	生物的半減期（日）平均値	最小値	最大値	NRC値
新生児	4	16	6	23	20*
0.5〜2歳	9	13	4	39	20*
6〜16歳	17	50	19	118	50**
成人(18歳以上)	47	85	21	372	100

＊：0〜1歳の子どもへの提案値
＊＊：11〜17歳の子どもへの提案値

の四日と最大値の三九日では、ほぼ一〇倍の個人差があります。

六歳〜一六歳の子どもと成人の平均値は、それぞれ五〇日と八五日となっているので、生物的半減期は年齢とともに長くなる傾向があるようです。子どもよりも大人で生物的半減期が長くなることは、すでに、表Ⅱ－24でお話ししました。しかし、せいぜい一日程度のちがいで、今回の結果ほど、大きなちがいではありませんでした。研究により、こんなにも結果がちがう、ということも知っておいてください。

この二つのグループでも、やはり、大きな個人差があります。六歳〜一六歳の子どもでは、一九日から一一八日、そして、大人では二一日から三七二日と、実に一八倍もちがいます。それでも、NRCは、二つのグループの生物的半減期として、それぞれ五〇日と一〇〇日を提案しています。〇歳〜一歳の子どもでは二〇日です。

この表の一人ひとりが、実際にどのような生物的半減期であったのかをお見せするために、このことを図Ⅱ-15に示します。

図の縦軸の生物的半減期は対数目盛になっています。ですから、縦軸は一番下が一日で、一番上が五〇〇日です。五〇〇倍もちがいます。注意してください。

このように、どの年齢グループでも、生物的半減期はとても広い範囲に分布していることがわかると思います。

生物的半減期と物理的半減期（放射性核種の原子の半数が崩壊するのに要する時間で、ヨウ素一三一の場合には八・〇四日）、そして甲状腺の重さのデータをモデル化した数式に入れ、コンピュータで乱数を用いてシミュレーションする（これをモンテカルロ法といいます）ことにより、実効線量係数がえられます。すなわち、一ベクレルの放射能にさらされた場合の被ばく量（シーベルト）を何回もシミュレーションします。

通常は一〇〇万回とか二〇〇〇万回シミュレーションして、その平均値が実効線量係数になります。この論文では、一〇〇〇回しかシミュレーションしていません。結果は表Ⅱ-27です。

今回のシミュレーションの結果は平均値のカラムに示しています。また、参考のために、

図Ⅱ-15　甲状腺におけるヨウ素131の生物的半減期と年齢

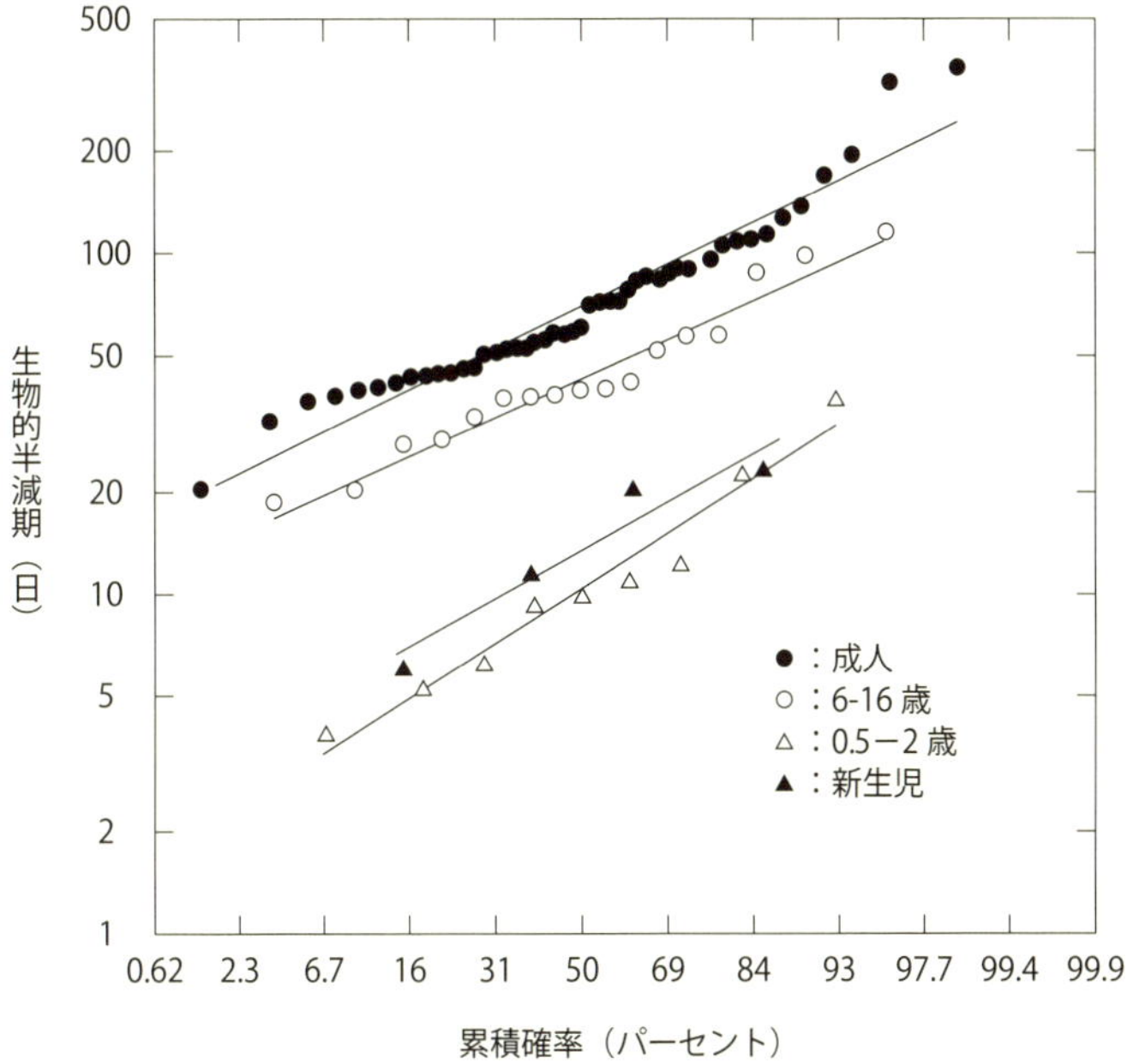

表Ⅱ-27　経口摂取したヨウ素131の甲状腺における実効線量係数の推定値

グループ	実効線量係数（シーベルト／ベクレル×10^{-6}）		
	平均値	NRC値	ICRP値
新生児	6.8	3.7[a]	3.7[a]
0.5～2歳	3.8	3.7[a]	3.6[b]
6～16歳	2.3	0.65[c]	0.68[d]
成人（18歳以上）	0.37	0.53	0.43

a：0～1歳児への提案値
b：1～2歳児への提案値
c：11～17歳児への提案値
d：12～17歳児への提案値

ＮＲＣと国際放射線防護委員会（ＩＣＲＰ）が提案している実効線量係数もそれぞれのカラムに示しました。

物理的半減期は放射性核種により決まる定数なので、実効線量係数には影響しません。影響するのは、変数である甲状腺の重さと生物的半減期です。ですから、実効線量係数を算出する際に、甲状腺の重さと生物的半減期にどのような数値を用いるかによって、算出される係数がちがってきます。

ここで紹介した研究の場合、新生児、〇・五歳～二歳児、六歳～一六歳児そして大人の甲状腺の重さは、それぞれ、一・四グラム、二・三グラム、六・七グラムそして一八・三グラムです。また、生物的半減期は表Ⅱ－26より、それぞれのグループについて、一六日、一三日、五〇日、八五日です。

これらのデータを用いて、シミュレーションすると、それぞれの年齢グループの実効線量係数は六・八×10^{-6}、三・八×10^{-6}、二・三×10^{-6}、〇・三七×10^{-6}となります。

ところが、ＮＲＣ値の場合には、新生児から二歳児には、〇歳～一歳児の甲状腺の重さである二グラムを、六歳～一六歳児のグループでは、一一歳～一七歳での重量である一五グラムを、そして大人では二〇グラムを用いています。このことは生物的半減期でも同様で、それは表Ⅱ－26に示しているように、それぞれ、二〇日、二〇日、五〇日、そして一〇〇日です。

これらの数値を用いてシミュレーションすると、それぞれの年齢グループの実効線量係数は三・七×10^{-6}、三・七×10^{-6}、〇・六五×10^{-6}そして〇・五三×10^{-6}となります。

ＩＣＲＰ値の場合はどうでしょうか。まず、甲状腺の重さです。新生児では一・三グラム、〇・五歳～二歳では一・八グラム、六歳～一六歳では一二グラム、そして大人は二〇グラムです。また、それぞれの年齢グループの生物的半減期は、一一・二日、一五日、六七日、そして八〇日です。

これらの数値を用いてシミュレーションすると、新生児から大人の順で、実効線量係数は三・七×10^{-6}、三・六×10^{-6}、〇・六八×10^{-6}そして〇・四三×10^{-6}となります。

表Ⅱ－27の結果は、先述したように、甲状腺の重さと、生物的半減期にどのような数値を採用するかによって、実効線量係数がまったくちがってくるということを具体的に示しています。

これまで、幾度も、お話ししているように、甲状腺の重さにしても、生物的半減期にしても、一人ひとり、まったくちがっています。ということは、また、それらの数値にもとづいた実効線量係数があるということです。つまり、一人の人間には、その人固有の実効線量係数があり、それから、実効線量、つまり被ばく量を求めねばなりません。

ここで紹介したＮＲＣやＩＣＲＰが提案している実効線量係数は彼らが勝手に作った図Ⅱ－４のような標準人モデルにのみ適用できるものなのです。ですから、それは単なる基準値、目安でしかありません。

しかし、これはあくまでも、放射線への被ばく量の多少を知るだけのことです。放射線の影響をうけやすいかどうかという、感受性の問題とはまったく別の話です。被ばく量が多くても、影響をうけない人もいれば、少量の被ばくで、大変な障害をこうむる人もいるのです。人間とはとても複雑な生き物なのです。

ここでお話ししたのは甲状腺という組織ですから、正確には表Ⅱ－７と同様に、等価線量係数ということになります。ヨウ素一三一の場合にも、セシウム一三七のときのように、臓器・組織別の等価線量係数を求めます。そして、これに組織荷重係数を乗じ、それらをすべて加えあわせたものが、全身の実効線量係数となります。この方法は、ほかの放射性核種についてもすべて同じです。

実効線量係数のからくりとはこういうことです。これが科学という錦の御旗のもとに、権威づけられ、あたかも万人に通用する数値であるかのように、まかりとおっているのです。十分に注意してください。

(5)　母乳への移行と乳児の摂取量

ヨウ素一三一の母乳への移行が最初に報告されたのは一九五二年のことです。まず、この論文について説明します。これは二人の授乳中のお母さんに、病気の診断のためにヨウ素一三一を飲んでもらった結果の症例報告です。

一人目は三三歳の黒人女性で、生後四カ月の男の子に授乳中でした。お母さんは絶食後、一〇〇マイクロキュリー、つまり三・七×10^6ベクレルのヨウ素一三一を投与されました。その後、経時的に、お母さんと子どもの甲状腺の放射能が測定されます。

ヨウ素一三一の摂取二四時間後の母乳には、一ミリリットルあたり、七四ベクレルの放射能が検出されました。赤ちゃんは、このようなヨウ素一三一を含む母乳を飲んだということです。これは一九五二年のことです。今だったら、とても、許されません。

お母さんと赤ちゃんの甲状腺での放射能の経時的な取り込みについて、表Ⅱ－28に示します。

お母さんの甲状腺では、ヨウ素一三一摂取一日後に三・七×10^6ベクレルの三五パーセント、すなわち、一・三×10^6ベクレルの放射能が検出されました。それは時間とともに減少し、一〇日後には一五パーセント、つまり、〇・五六×10^6ベクレルになります。このときのヨウ素一三一の生物的半減期は約九日ということです。

一方、赤ちゃんの甲状腺には、お母さんが摂取したヨウ素一三一の二パーセントから五パーセント、すなわち、〇・七四×10^5ベクレルから〇・一九×10^6ベクレルの放射能が検出されます。しかし、その検出量にはお母さんのときのような一定の傾向は認められません。検査日に、母乳からどの程度のヨウ素一三一をとったかによっています。

この実験からわかることは、かなりの量のヨウ素一三一が母乳を通じて、赤ちゃんに移行するということです。

次のお母さんも二二歳の黒人で、生後四カ月の女の子に授乳中です。このお母さんは、ヨウ素一三一の検査を二回うけています。

一回目の検査では三・七×10^6ベクレルのヨウ素一三一を飲んだあと、二四時間後にお母さんと赤ちゃんの甲状腺の放射能が測定されました。その結果は、それぞれ、お母さんの

表Ⅱ-28　授乳中の母親と乳児の甲状腺におけるヨウ素 131 の取り込み

摂取後の日数	甲状腺のヨウ素 131 の取り込み率（%） 母親	乳児
1	35	5
3	24	2
4	23	3
5	21	4
6	20	5
7	21	3
10	15	2

表Ⅱ-29　母親の甲状腺におけるヨウ素 131 の取り込みと母乳への移行

摂取後		ヨウ素 131	
日	時間	甲状腺の取り込み率（%）	母乳への移行量*
−	3	24	1.3
−	6	29	1.4
−	9	36	1.2
−	12	36	1.0
−	24	36	0.33
−	32	−	0.12
2		33	0.030
3		29	0.015
4		26	0.004
5		24	0.019
7		20	−

＊：ベクレル／ミリリットル× 10^3

摂取量の一八パーセントと六パーセント、すなわち、〇・六七×10^6ベクレルと〇・二二×10^6ベクレルでした。また、このときの母乳の平均濃度は一ミリリットルあたり四・八×10^3ベクレルでした。

お母さんは二カ月後にもう一度同じ検査をうけます。それは甲状腺機能亢進症が持続していたからです。

この病院では、ヨウ素一三一による検査は慣例上、半年以内にはくり返さないことになっていました。ところが、二カ月後にもう一度検査をすることになったのです。このことを正当化するために、母乳への放射性ヨウ素の移行を研究するという名目が必要でした。だから、この研究ができたのです。赤ちゃんにはミルクだけが与えられます。結果は表Ⅱ－29です。

このお母さんの場合、甲状腺でのヨウ素一三一取り込みのピークは摂取後およそ一二時間で、摂取量の三六パーセントです。この状態が一〇時間以上続き、その後、徐々に甲状腺の放射能は減少します。減少の様子は、表Ⅱ－28のお母さんのものとよく似ています。このときの甲状腺での生物的半減期は約七日です。

母乳への移行のピークは、摂取六時間後で、その後、移行量は急速に低下します。二四時間後にはピーク時の四分の一以下になっています。摂取二四時間での母乳への移行量は、全移行量の九六・五パーセントにもなり、四八時間、つまり二日では九九・三パーセントになりました、ですから、母乳への移行の大部分は摂取後一日とか二日以内で終わるといえます。

二回目の検査では、赤ちゃんへの授乳をやめて、ミルクにしました。そのために、母乳の産生が急激に減少し、検査六日後には母乳がでなくなりました。そうすると、どういうことになるのでしょうか。

これは動物実験の結果も考慮して、次のように考えられます。一回目と二回目の検査で、二四時間後の甲状腺への取り込み率は、それぞれ一八パーセントと三六パーセントです。つまり、一回目に比べて、二回目は甲状腺の取り込み率が二倍になっています。これは、母乳への移行が減少したためと考えられます。すなわち、母乳をたくさん産生していると、それだけ、母乳への移行量が増え、その分、甲状腺での取り込みは減少するということです。このことについては、あとでお話しする研究でも、認められています。

この症例報告は検査・診断レベルのヨウ素一三一を飲んだ場合の結果でした。次にお話しするのは治療レベルのヨウ素一三一を摂取したケースです。

南アフリカ共和国のいなかに住む三〇歳の女性は以前、甲状腺乳頭ガンの治療のために、甲状腺の一部を切除していました。今回は、大量の放射性ヨウ素の投与により、甲状腺組織を破壊し、治療しようというのです。

このとき、女性は生後八カ月の赤ちゃんに授乳していました。大量のヨウ素一三一を投与するのですから、当然、授乳はできません。それで、経時的に母乳を採取して、ヨウ素一三一の移行を調べることができたのです。

ヨウ素一三一の投与量は最初に紹介した症例報告での投与量の一四〇〇倍近い五・一×10^9ベクレルです。結果は図Ⅱ-16です。

母乳の採取はヨウ素一三一投与後一週間行われましたが、それ以後は母乳は作られませんでした。この間、合計すると全部で二〇〇〇ミリリットルの母乳が採取できました。最初の三六時間で、そのうちの一一五〇ミリリットル、五七・五パーセントがえられました。図に示されているように、母乳には投与量全体の二〇パーセントほどが移行しています。そして、最初の三六時間で、その九四パーセントが移行しています。すなわち、大量に投与した場合でも、最初の一日、二日で、大部分のヨウ素一三一が母乳に移行するということです。

図Ⅱ-16　大量のヨウ素131投与後の母乳への移行

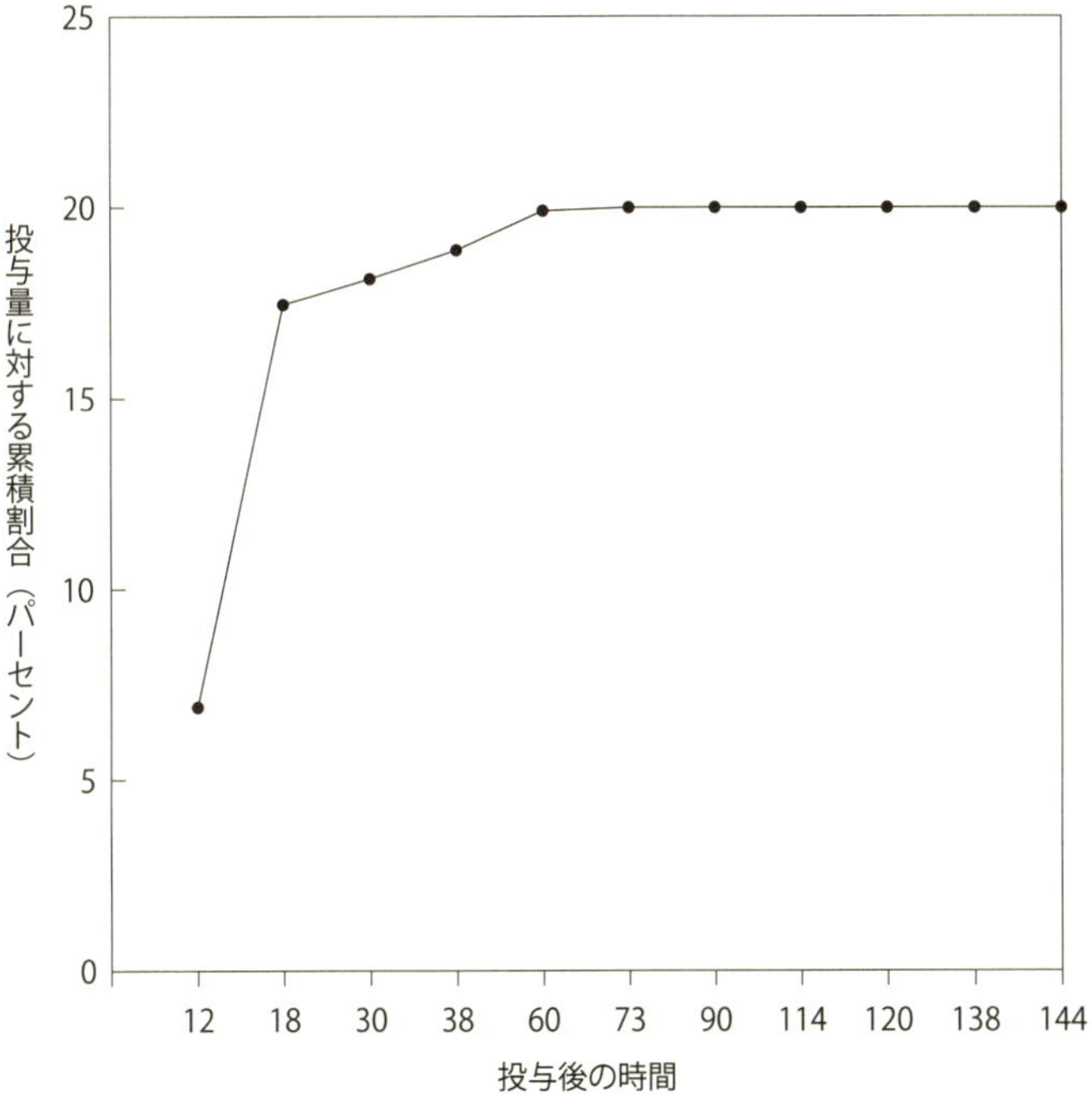

次は、授乳中の六名のお母さんに三・七×10^5ベクレルから一・一×10^6ベクレルのヨウ素一三一を飲んでもらい、母乳への移行と尿からの排泄、そして甲状腺での取り込みについて調べた研究です。結果は表Ⅱ－30です。

六名のうち、番号1のお母さん以外は離乳中ということで、母乳の産生が少なくなっていました。番号4と番号5のお母さんはとくに少なくて、それぞれ一二・三ミリリットルと一七・八ミリリットルしか採取できませんでした。番号2、番号3、番号6のお母さんの母乳量はそれぞれ、二二〇ミリリットル、二三八ミリリットル、三九五ミリリットルです。番号1のお母さんでは、一二六六ミリリットルの母乳がえられました。

以上のような母乳の産生と甲状腺での取り込みを表Ⅱ－30で比較してみます。かなりラフな判定ですが、母乳への移行が多いと、甲状腺の取り込みが減少する傾向があるように思われます。とくに母乳への移行が極端に少ない番号4と番号5のお母さんでは、甲状腺の取り込みが三七パーセントと三九パーセントで、際立って多くなっています。これが、最初の症例報告でお話しした考えと重なるところです。

これら六名のお母さんの甲状腺機能は正常で、摂取四八時間後の血漿には投与量の一パーセント以上のヨウ素一三一は存在しませんでした。

番号1のお母さんのように、母乳の産生が多い場合には母乳もヨウ素一三一の重要な排出経路になります。しかし、そうでないときには、もっとも主要な排泄経路は尿です。

これらのお母さんの場合にも、摂取後二四時間で母乳へ移行するヨウ素一三一の七〇パーセントから九〇パーセントが移行しています。やはり、これまでに紹介した研究と同

表Ⅱ-30　経口摂取されたヨウ素131の母乳への移行、尿からの排泄および甲状腺の取り込み

母親	甲状腺の取り込み*	母乳への移行*	尿からの排泄*	回収率
1	20	28	50	98
2	25	1.4	74	100.4
3	23	3.9	64	90.9
4	37	0.14	53	90.1
5	39	0.03	52	91.0
6**	26	6.2	46	78.2

＊：摂取48時間後の投与量に対する割合で、パーセント
＊＊：摂取24時間後の投与量に対する割合で、パーセント
注）回収率というのは甲状腺の取り込み、母乳への移行および尿からの排泄の総和

様、摂取後一日、二日でヨウ素一三一はその大部分が母乳へ移行するようです。

(6) 日本人での研究

これまでに紹介したお話はいずれも外国で行われたものでした。日本人の場合、外国人にくらべて、食品からのヨウ素の摂取量が桁ちがいに多いので、外国で行われた調査・研究の結果をそのまま適用できません。ということで、次には日本人での研究を紹介します。

この研究は放射性ヨウ素を用いたものではありません。お母さんや赤ちゃんにとって、ヨウ素一三一をとるということはまったく好ましいことではないからです。そこで、お母さんが食

べる食事と母乳に含まれるヨウ素の量を直接化学分析して、測定しました。

研究は一日検査法と一週間検査法という二種類の方法で行われました。

まず、一日検査法です。これまで、幾度かお話ししているように、摂取されたヨウ素は、一日、二日でほぼ完全に母乳へ移行します。そこで、ここでは、そのことを踏まえ、母乳採取日前日の昼食と夕食、そして当日の朝食をいっしょにして化学分析し、お母さんが食べた食品中のヨウ素としています。

研究には五〇名のお母さんが協力しています。食品中ヨウ素の母乳への移行率は、母乳中ヨウ素を食品中ヨウ素で割って、パーセントで表示しています。

一週間検査法は、先述の方法を一週間継続して行うものです。このことによって、一日ごとの変化を平均化することができ、食品中ヨウ素の母乳への移行率がより正確に評価できると考えています。これには六名のお母さんが協力しています。

いずれの研究でも、年齢は二一歳から三三歳、産後三日から四一日のお母さんです。

一日あたりの食品からのヨウ素摂取量は〇・三五ミリグラムから二一ミリグラムと、かなりの個人差があります。母乳への一日あたりのヨウ素移行量は一八・二マイクログラムから三〇八マイクログラムで、食品からの摂取量にくらべると、個人差は小さくなってい

図Ⅱ-17　食品中ヨウ素の母乳への移行率

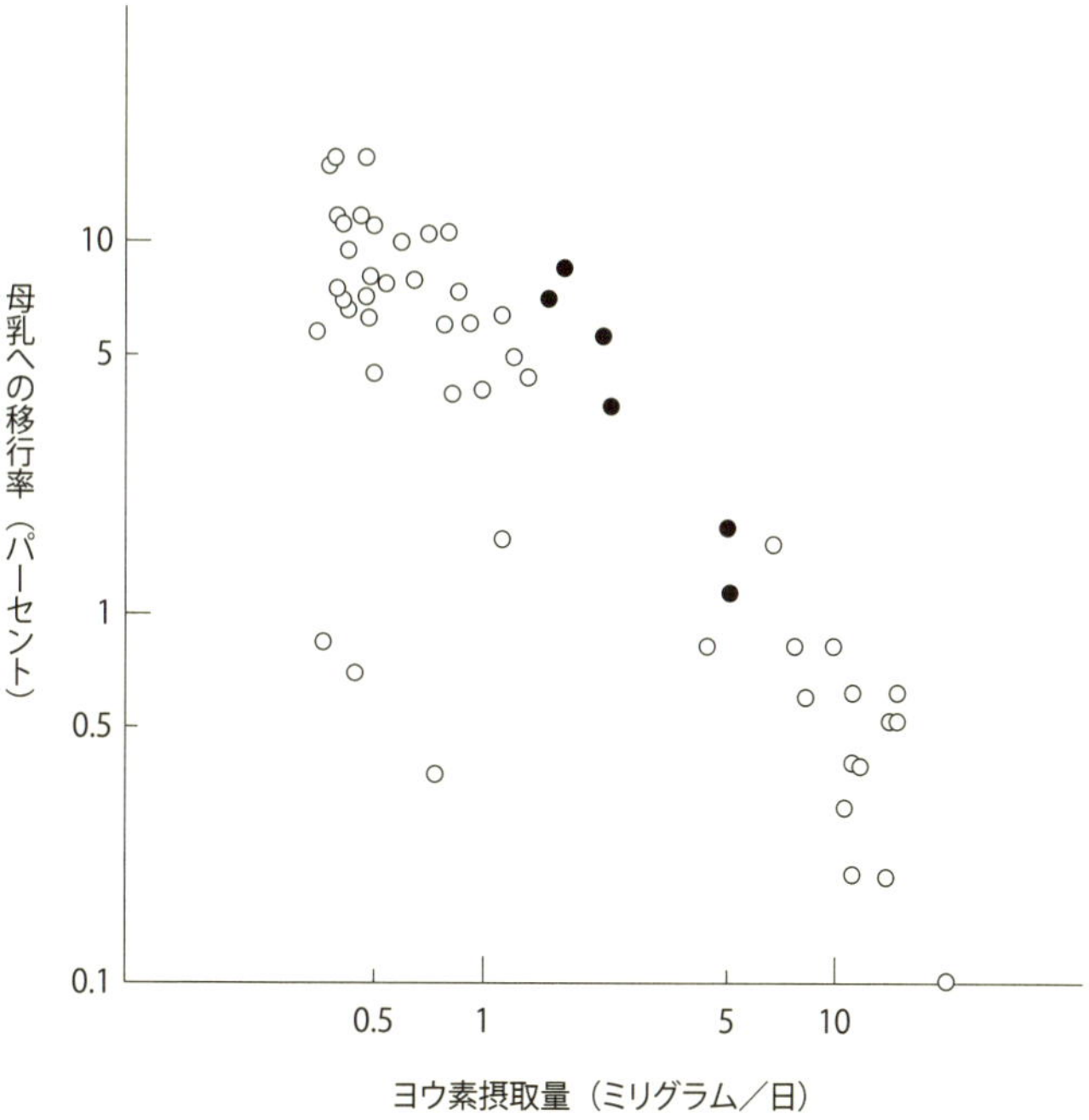

○：1 日検査法、●：1 週間検査法

ます。そして、母乳への移行率は〇・一パーセントから一六・六パーセントで、これにも大変な個人差があります。ヨウ素の摂取と母乳への移行の関係を図Ⅱ－17に示します。

日本人の一日あたりの食品からのヨウ素摂取量は〇・二ミリグラムから数ミリグラムと考えられていますが、海産物、とくに海藻の摂取量により大きく変化します。

この図からわかることは、ヨウ素の摂取量が多いと、母乳への移行率は低下する傾向があるということです。たとえば、ヨウ素を一日に一〇ミリグラム以上とるお母さんでは、移行率は一パーセント以下です。また、逆に、摂取量が一ミリグラム以下だと、移行率が一〇パーセント前後になるお母さんがかなりいます。

欧米では、食品からのヨウ素摂取量がわが国よりもかなり少なくて、通常、一日あたり〇・二ミリグラム以下と考えられています。すると、この理論に従えば、欧米では母乳へのヨウ素の移行率は、わが国の場合よりもかなり高くなることが予想されます。それで、このことを考えてみます。

まず、この母乳の項で最初に紹介した症例報告の二二歳のお母さんの場合です。このお母さんが一日に母乳を五〇〇ミリリットルから一〇〇〇ミリリットル産生したとすると、二四時間での母乳中ヨウ素一三一の放射能は、五・〇×10^5ベクレルから一・〇×10^6ベクレルになります。お母さんは三・七×10^6ベクレルのヨウ素一三一を飲んでいます。したがって、母乳への移行率は一三・五パーセントから二七パーセントになります。

次は、三番目に紹介した研究です。ここでは、もっとも母乳量の多かった番号1のお母さんについて考えます。このお母さんの場合、二四時間で六四二ミリリットルの母乳が採取されています。そして、このとき投与されたヨウ素一三一の二三・三パーセントが母乳に移行していました。これが一〇〇〇ミリリットルであったとすると、三六・三パーセントになります。

また、ニュージーランドでの研究によれば、母乳への移行率が三〇パーセントから五〇パーセントであったということです。ニュージーランドでは、食品からの一日あたりのヨウ素摂取量が三〇マイクログラムから四〇マイクログラムということです。これは、欧米でのヨウ素摂取量よりも、かなり少ないといえます。

以上のように、食品からのヨウ素摂取量が少ない国や地域ほど、相対的に母乳への移行率が高くなる傾向があります。ということで、わが国のようにヨウ素摂取量が多いと、母乳への移行率は、とても低くなります。

この図からはまた、摂取量が同じレベルであっても、母乳への移行率には大変な個人差があることもわかります。ですから、母乳へのヨウ素の移行率を、たとえ、極めてラフなものであるとしても、一つの数値で表わすことはできません。このことは、次にお話しする「ICRPによる母乳からの被ばく」でも問題になります。

(7) ICRPによる母乳からの被ばく

それでは、ICRPは赤ちゃんは母乳を飲むことにより、どのくらいのヨウ素一三一をとると考えているのでしょうか。ここでは、このことについて説明します。

まず、問題になるのは、お母さんが食事でとるヨウ素の量です。すでにお話ししたように、欧米では食事からの摂取量は二〇〇マイクログラムが上限ということでした。ということで、ICRPでは、一日のヨウ素摂取量を二〇〇マイクログラムと設定しています。出発点のところから、日本人のヨウ素摂取量とは大きな隔たりがあり、とても少ないといえます。そして、このうちの六六マイクログラムが母乳に移行するというモデルを考えています。ですから、食品から母乳への移行率は三三パーセントとなり、この移行率も、先述の日本人のデータからすると、とても大きな値です。また、一日の母乳分泌量は八〇〇ミリリットルと決めています。

食事からのヨウ素摂取量にしても、母乳への移行率にしても、さらには母乳の分泌量にしても、大変な個人差があることは、すでに、いくつかの例により示してきました。ところが、ＩＣＲＰは、欧米女性の平均的な数値として、前記の値を採用し、その仮定のもとに、乳児の被ばく量、すなわち実効線量係数を算出しています。

ですから、はっきりいえば、ＩＣＲＰがモデル化した数式からはじき出した実効線量係数は、日本人にとっては何の意味もない絵空事以外の何物でもありません。ですが、ここでは、一応、そのことを踏まえたうえで、お話しします。

ＩＣＲＰでは、いくつかのデータから、お母さんが食べたヨウ素一三一は摂取後九時間で、母乳への移行率が最高になり、その後、徐々に低下して、摂取後二日で移行がおわるとしています。また、ヨウ素一三一の物理的半減期は八日ですが、生物的半減期も考慮した、実効半減期は一二時間としています。

赤ちゃんが飲む母乳の量と期間については、セシウムの項でお話ししたのと同じです。

以上のような一定の条件のもとで、お母さんがヨウ素一三一を食べた場合の実効線量係数を表Ⅱ－31に示します。

急性摂取の場合、妊娠前二六週、つまり妊娠半年前から妊娠一五週までに、一ベクレルのヨウ素一三一を一度に食べても、母乳からの被ばくには、ほとんど影響がありません。それは、実効半減期が短いので、出産するまでに、ほとんどが体外に排泄されるからです。しかし、妊娠三五週にとると、一部が出産後まで体内に残留し、母乳からの被ばくが無視できなくなり、e(母乳)は〇・一四×10^{-6}ミリシーベルトになります。

やはり、出産後に一ベクレルのヨウ素一三一を一度にとった場合の被ばく量がもっとも多くなります。それは、産後のいずれの時期でも同じで、五・六×10^{-5}ミリシーベルトになるということです。

慢性摂取では、妊娠中の三八週間にわたって、総量で一ベクレルのヨウ素一三一を毎日、均等に継続して食べると、母乳からの被ばく量は無視できません。しかし、妊娠三五週で、一度にとったときの被ばく量の五分の一ほどで、〇・〇三一×10^{-6}ミリシーベルトです。

授乳中の二六週間にわたって、総量で一ベクレルのヨウ素一三一を毎日、均等にとった場合、母乳からの赤ちゃんの被ばく量は五・五×10^{-5}ミリシーベルトになるということです。この被ばく量は授乳中の急性摂取の場合と、ほとんど同じです。

ＩＣＲＰは、急性摂取のほうが、慢性摂取よりも被ばく量が多いと主張しています。で

表Ⅱ-31　ヨウ素131の摂取による母乳の実効線量係数

摂取時期（週）	実効線量係数（ミリシーベルト／ベクレル×10^{-6}） e（母乳）
急性摂取	
妊娠	
-26	ND
5	ND
15	ND
35	0.14
出産	
1	56
10	56
20	56
慢性摂取	
妊娠：38	0.031
授乳：26	55

すから、そういう視点では、ヨウ素一三一は例外なのでしょう。

ここで問題を二つ指摘しておきます。まず一つ目です。ＩＣＲＰのモデルでは赤ちゃんの放射性核種の腸や甲状腺での吸収率は、生後三カ月児のものが用いられています。しかし、出生直後には、腸での吸収は、それよりも一・六倍ほど高く、その後、徐々に低下します。

二つ目は、出生後まもない赤ちゃんの甲状腺でのヨウ素一三一の取り込みも生後三カ月児よりも二倍ほど高いということです。

そのために、出生後まもない赤ちゃ

図Ⅱ-18　妊娠と誕生を基準としたヨウ素131の急性摂取による生涯の実効線量係数

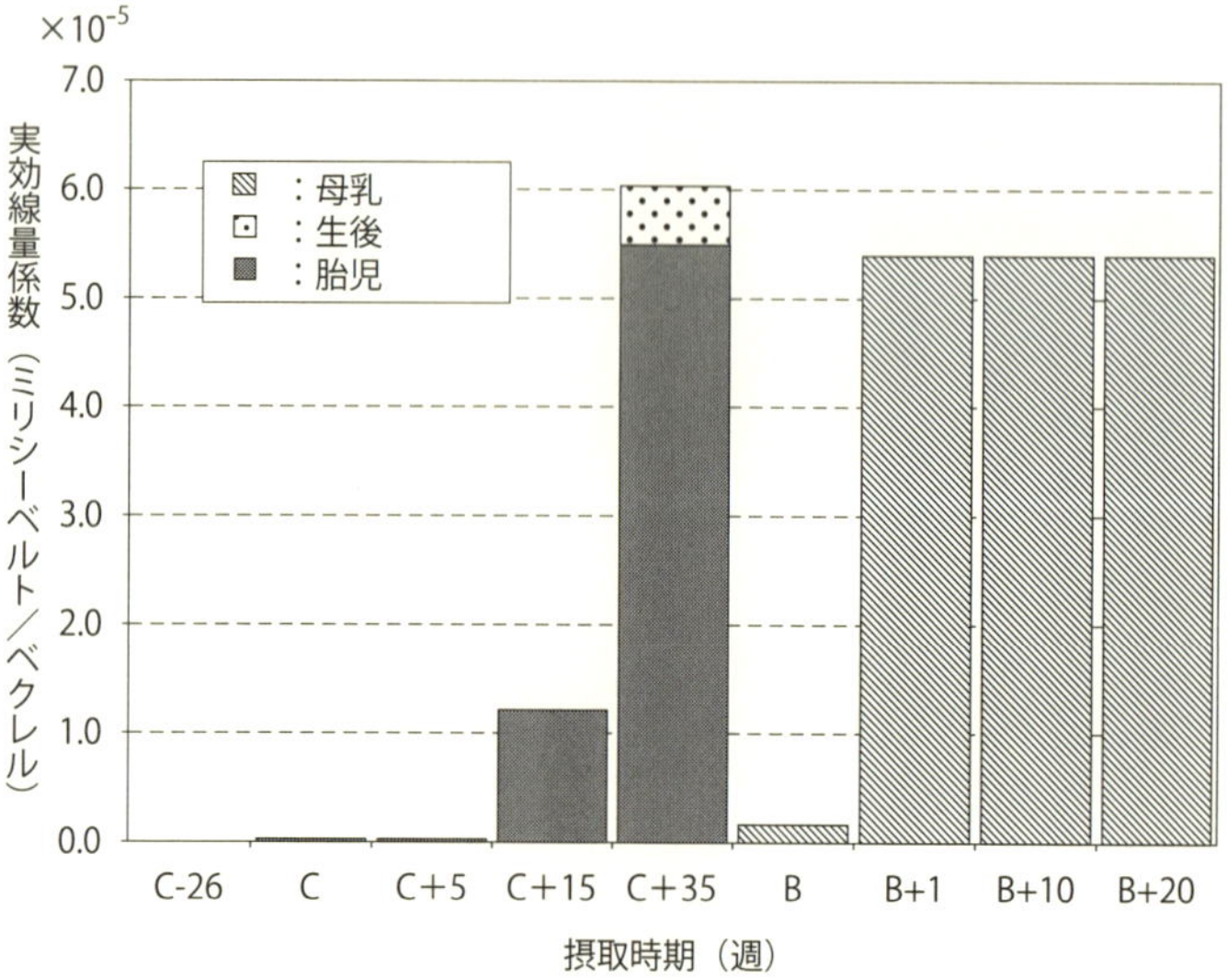

C：妊娠、B：誕生

んでは、ここで示した実効線量係数よりも、数倍大きくなり、それだけ被ばくの影響が大きくなる可能性があります。このようなことは、このあとでお話しするストロンチウムでも同様です。

それでは、ここで、セシウム一三七の場合と同じく、胎児期から乳児期にかけて、お母さんが急性摂取したヨウ素一三一による被ばくの様子をまとめてみます。それは表Ⅱ－22（一二九ページ）と表Ⅱ－31をドッキングさせるということです。

つまり、表Ⅱ－22のｅ（胎児）とｅ（生後）、そして表Ⅱ－31のｅ（母乳）をドッキングさせます。そうすることにより、胎児と乳児でのヨウ素一三一による被ばくの全体像が把握できます。これは図Ⅱ－18です。

図から次のようなことがわかります。妊娠半年前から妊娠五週目までに一ベクレルのヨウ素一三一を食べても、胎児の被ばく量は〇・〇八一×10^{-6}ミリシーベルト以下、ということ。

妊娠三五週でとると、ｅ（胎児）五・五×10^{-5}ミリシーベルト＋ｅ（生後）〇・五三×10^{-5}ミリシーベルト＋ｅ（母乳）〇・〇一四×10^{-5}ミリシーベルトで、六・〇四四×10^{-5}ミリシーベルトとなり、被ばく量がもっとも大きくなること。

生後一週以後の乳児期の摂取でも、赤ちゃんの被ばく量は五・六×10^{-5}ミリシーベルトで、かなり大きいこと。

また、出産時に食べても、赤ちゃんの被ばくは〇・一二五×10^{-5}ミリシーベルト程度であること。

つまり、ヨウ素一三一の場合には、出産間近から授乳中にお母さんが摂取したとき、赤ちゃんの被ばくが大きくなる、ということです。

三　ストロンチウム

(1)　胎児への移行

ストロンチウムは化学的性質がカルシウムとよく似ていて、体内に吸収されると、カルシウムと同様、骨に取り込まれます。そのために、ストロンチウムの腸からの吸収は、カルシウムの吸収率を基準として、相対的に評価されるのが一般的です。

骨のカルシウム取り込みは乳幼児期と八歳から一八歳の頃にもっとも大きい、と考えられています。しかし、このことを直接に調べた研究はありません。そこで、この項では、まず最初に、このことについて研究した臨床実験を紹介します。被験者は、四・八歳、一三・一歳、一四・三歳の男の子と、九・八歳の女の子です。一三・一歳の男の子は一四・三歳になったとき、もう一度測定しました。

この子どもたちは一〇〇ミリグラムの非放射性ストロンチウムを水といっしょに朝食時

に飲むのですが、その七日か八日前から毎日、排泄されるすべての便と尿を集めます。そして、それらに含まれるカルシウムとストロンチウムの量を測定します。

これは、通常の食事により、毎日、どの程度のカルシウムとストロンチウムが、便と尿から排泄されているかを知るためです。それらの量から、便と尿、それぞれについて、カルシウムに対するストロンチウムの割合、つまりストロンチウム／カルシウム値を算出します。そうすると、一日に排泄されるカルシウムの量から、通常の食事により排泄されるストロンチウムの量が計算できます。これが、一〇〇ミリグラムのストロンチウムを飲む前のバックグラウンドのストロンチウムの排泄量になります。

一〇〇ミリグラムのストロンチウムを飲んだあと、一四日から一八日間、毎日、排泄されるすべての便と尿を集め、それらに含まれるストロンチウムとカルシウムの量を測定します。そして、含まれるストロンチウムから、さきほどのバックグラウンドのストロンチウムを差し引いた残りが、一〇〇ミリグラムのストロンチウムに由来する排泄量となります。

このようにして、実際に飲んだストロンチウムの便と尿からの排泄の様子を、さきほどの三名について調べたのです。その結果を、同様にして調べた三名の大人の結果とあわせて、表Ⅱ－32に示します。

この表から、まず、尿からの排泄が子どもと大人で非常にちがっていることがわかります。すなわち、子どもでは三パーセント前後であるのに対して、大人ではその六倍も多いのです。また、便からの排泄は子どものほうが、かなり多い、ということもわかります。

便からの排泄の大部分が吸収されなかったストロンチウムだとすると、腸からの吸収は大人のほうが子どもよりも一・六倍ほど多いことになります。ＩＣＲＰではモデル化のために、大人の腸での吸収率を三〇パーセントとしています。しかし、この表の三名の吸収率はいずれも三五パーセント前後で、それよりも高くなっています。ですから、それだけ、被ばく量も多くなります。

子どもでは、腸からの吸収率は平均すると二二・三パーセントで、大人よりもかなり低いようです。しかし、尿からの排泄率がとても低いので、体内保持率は逆に、大人よりも高くなり、その分、被ばく量も多くなります。つまり、より注意が必要ということです。

次のお話は、ロシアの首都モスクワから東へ約一五〇〇キロメートル、大小三五〇〇以上の湖が点在するウラル山脈南東に位置するオビ川の支流テチャ川の放射能汚染に起因しています。それは、米ソ冷戦時代、旧ソ連が核兵器開発のために、チェリャビンスク州の

表Ⅱ-32　経口摂取したストロンチウムの排泄と体内保持

グループ	回収期間（日）	排泄率（パーセント）尿	便	合計	体内保持率*（パーセント）
子ども					
A	17	3.8	83.0	86.8	13.2
B	18	3.3	75.3	78.6	21.4
C（Ⅰ）	15	2.7	74.3	77.0	23.0
（Ⅱ）	14	2.2	78.0	80.2	19.8
平均	16	3.0	77.7	80.7	19.3
成人					
D	16	20.5	64.8	85.3	14.7
E	16	15.8	63.5	79.3	20.7
F	16	19.1	66.2	85.3	14.7
平均	16	18.5	64.8	83.3	16.7

＊：100から合計を差し引いた値

州都チェリャビンスクに近いウラルの森の中に「マヤーク生産協同体」というプルトニウム生産コンビナートを造ったからです。

プルトニウム生産のための最初の原子炉が一九四八年六月に稼働しました。その年の十二月には再処理施設も操業をはじめ、一九四九年二月、はじめてプルトニウムが取り出されます。

一方で、一九五〇年代の旧ソ連では、放射能の危険性がほとんど認知されておらず、その影響も低く考えられていました。そのために、放射性廃棄物の取り扱いはぞんざいで、大量の廃液が「マヤーク生産協同体」の近くを流れるテチャ川や湖に垂れ流されました。そして、テチャ川流域の住民に健康被害が生じるようになったのです。

一九九一年、「ゴルバチョフ委員会」の報告によると、一九五六年までにテチャ川に垂れ流された放射能はチェルノブイリ原発事故の約二パーセントに相当する一〇万兆ベクレルに達した、ということです。これは広島に投下された原爆八個分になります。

このような問題により、テチャ川流域の住民には、一九五一年より骨のストロンチウム測定がはじまりました。そして、一九七四年からは全身カウンターによる計測が可能になります。

被ばく住民についての追跡調査結果は、すべて特別データベースMANに保存されています。今回の研究も、このデータベースにより、六名のお母さんとその死産児のデータが用いられています。

この研究では、骨のストロンチウム九〇による放射能が直接測定されていますが、カルシウムは実際には測定されていません。そのために、ロシア女性の平均的な骨中カルシウム量、七三三グラムを用いて、カルシウム一グラムあたりのストロンチウム九〇の濃度を算出しています。そして、お母さんの骨から胎児の骨へのストロンチウム九〇の移行率

（C_F／C_M）を計算しました。結果は表Ⅱ－33です。

ストロンチウム九〇の胎児への移行率は、妊娠中の母体内でのストロンチウム九〇の骨からの排出速度と再循環速度により決まります。しかし、妊娠中はカルシウム代謝が一時的に変化するので、これらのプロセスは通常のストロンチウム動態モデルでは言及されません。そして、妊婦でのストロンチウムの排泄は健康状態や食事からの摂取量、文化的伝統により変化するカルシウム代謝と密接に関係しています。それにもかかわらず、この表

表Ⅱ-33　母親から胎児の骨へのストロンチウム90の移行

母親	母親の誕生年	1950年*での母親の年齢（歳）	ストロンチウム90の摂取から出産までの期間（年）	出産年	妊娠期間（月）	胎児への移行率（C_F ／ C_M）
A	1944	6	17	1967	9	0.012
B	1941	9	13	1963	6	0.014
C	1937	13	14	1964	7-8	0.032
D	1922	28	13	1964	9	0.24
E	1915	34	5	1955	9	0.19
F	1911	39	7	1957	9	0.21

＊：ストロンチウム90の摂取がもっとも多かった年

では、胎児への移行率が二つのグループに大別されます。すなわち、移行率が〇・〇三二以下の低いお母さんと、〇・一九以上の高いお母さんです。

これら二つのグループのお母さんについて、グループ間でのちがいをいろいろと調べてみました。その結果、ストロンチウム九〇の摂取時期にちがいがあることがわかりました。ストロンチウム九〇の摂取がもっとも多かったのは一九五〇年と考えられています。このときのA、B、Cのお母さんの年齢は、それぞれ六歳、九歳、一三歳です。一方、D、E、Fのお母さんの年齢は二八歳、三四歳と三九歳です。両グループでの、この年齢のちがいが胎児への移行率の高低に深く関係しているというのです。

A、B、Cのお母さんのように思春期前の、骨の成長がいちじるしい時期に、ストロンチウム九〇を摂取すると、骨への固定がとても強固になり、そのために、胎児への移行がとても少なくなります。ところが、D、E、Fのお母さんのように、生殖年齢のときにストロンチウム九〇を摂取すると、骨への固定がそれほど強固でないために、胎児への移行が多くなる、というのです。

ストロンチウムの胎児への移行は、ストロンチウムの摂取量だけでなく、摂取時期が深く関与しています。すなわち、その時期が思春期以前なのか、あるいは生殖年齢になってからなのかによって、こんなにもちがうのです。

(2) 胎盤での識別

動物でも人間でも、カルシウムとストロンチウムの胎児への移行率は同じではありません。カルシウムのほうが、ストロンチウムよりも移行率が高いのです。カルシウムは胎児の発育・成長にとって必要不可欠なミネラルだから、優先的に胎児に移行する、といってしまえばそれまでですが、その任務は胎盤がになっています。ここでは、そのことについて調べた研究を紹介します。

出産直後に、胎盤の母体側と胎児側の血液を採取し、それぞれの血清中ストロンチウム濃度を測定しました。結果は表Ⅱ－34です。

表には、一七組のお母さんと赤ちゃんでの測定結果が示されています。測定したのはストロンチウム九〇ではなくて、安定な、非放射性ストロンチウムです。この点が表Ⅱ－33とはちがっています。

お母さんでも赤ちゃんでも、血清中ストロンチウム濃度にはかなりの個人差があります。

お母さんでは一ミリリットルあたり〇・〇三七マイクログラムから〇・二四六マイクログラム、そして赤ちゃんでは〇・〇三二マイクログラムから〇・一四五マイクログラムと、それぞれ六・六倍と四・五倍ものちがいがあります。また、お母さんと赤ちゃんの平均値は一ミリリットルあたり、それぞれ〇・〇九五マイクログラムと〇・〇七五マイクログラムで、赤ちゃんのほうが二〇パーセントほど低くなっています。

右端のカラムには、それぞれの母子ペアごとに、お母さんの濃度に対する赤ちゃんの濃度の比を示しています。この値も〇・二六から二・五三と、ペアにより一〇倍のちがいがあります。この比の平均値は〇・八九ですから、やはり、赤ちゃんの濃度のほうがお母さんの濃度よりも、一〇パーセントほど低い傾向にあります。しかし、さきほどの両者の平均値の比よりも一〇パーセントほど高くなっています。そして、六ペアの母子では、赤ちゃんの濃度のほうがお母さんの濃度よりも高くなっています。

まあ、それでも、全体としては胎盤での識別があり、母体から胎児へのストロンチウムの移行はそれなりに阻止される傾向がある、といえるかもしれません。しかし、ここで問題なのはカルシウムの濃度が測定されていないことです。ここで述べた結果は、少なくとも、お母さんと赤ちゃんの血清中カルシウム濃度が同じレベルであると仮定しています。

表Ⅱ-34　母親と新生児の血清中ストロンチウム濃度

	ストロンチウム（μg/mℓ）		
ケース	母親（M）	新生児（N）	比（N/M）
1	0.134	0.064	0.48
2	0.066	0.057	0.86
3	0.037	0.045	1.22
4	0.078	0.032	0.41
5	0.060	0.053	0.88
6	0.040	0.042	1.05
7	0.148	0.069	0.47
8	0.080	0.134	1.68
9	0.080	0.084	1.05
10	0.148	0.145	0.98
11	0.066	0.077	1.17
12	0.151	0.040	0.26
13	0.055	0.139	2.53
14	0.246	0.080	0.33
15	0.060	0.043	0.72
16	0.167	0.069	0.41
17	0.146	0.103	0.71
平均	0.095	0.075	0.89

そしてもし、お母さんの血清中カルシウム濃度が赤ちゃんよりも低ければ、胎盤でのカルシウムとストロンチウムの移行における識別はより明確なものになるでしょう。

(3) 日本人での研究

ストロンチウム九〇などによる胎児の被ばくを評価するのにとても重要であるにもかかわらず、胎児におけるストロンチウムの取り込みや代謝、体内動態に関するデータはとても少ないのです。ということで、ここでは、日本人の胎児の骨中ストロンチウム濃度とカルシウム濃度について調べた研究を紹介します。

測定したのは、いずれも非放射性の安定なストロンチウムとカルシウムです。結果は表Ⅱ－35です。

表には妊娠四カ月から妊娠一〇カ月の胎児の骨に含まれるストロンチウムの濃度をカルシウム一グラムあたりの量で示しています。多少の増減はありますが、妊娠中期から後期の胎児では、カルシウムに対する相対量で見るかぎり、比較的一定の濃度を示しています。その範囲はカルシウム一グラムあたり〇・一八七ミリグラムから〇・二六七ミリグラムで、平均は〇・二三一ミリグラムでした。このような傾向は、骨の種類、骨の部位によっても変わりませんでした。

この論文の研究者たちは、彼らの別の研究で、お母さんが食事から摂取する量や、また、大人の骨での分析も行っています。

たとえば、食事からとるストロンチウムとカルシウムの比率は四・二でした。ということは、食品ではカルシウム一グラムあたりのストロンチウムの平均濃度は四・二ミリグラムということです。それが胎児の骨では、平均値で〇・二三一、すなわち、食品での比率の一八分の一になっています。

表Ⅱ-35　胎児の骨中ストロンチウム濃度

妊娠月齢（週齢）	ストロンチウム濃度 mg/g カルシウム
4カ月（13－16週）	0.231
5カ月（17－20週）	0.228
6カ月（21－24週）	0.187
7カ月（25－28週）	0.231
8カ月（29－32週）	0.267
9カ月（33－36週）	0.221
10カ月（37－40週）	0.249
平均	0.231

このように、カルシウムに対するストロンチウムの比率が低下したのには、大別して二つの理由が考えられます。一つは腸での吸収における識別、そしてもう一つが胎盤での識別です。

ようするに、腸での吸収にしても、胎盤から胎児への移行にしても、ストロンチウムよりもカルシウムのほうが優先されているということです。

それでは、腸での識別はどの程度なのでしょうか。彼らの研究によると、大人の骨でのストロンチウムの平均濃度はカルシウム一グラムあたり〇・五ミリグラムでした。食品に含まれていたカルシウム一グラムあたり四・一ミリグラムのストロンチウムが骨では、〇・五ミリグラムに低下していました。ということは、腸でのストロンチウムの吸収はカルシウムの八分の一に抑えられている、それだけの識別がかかっているということになります。

一方、胎児の骨では、ストロンチウムの平均濃度はカルシウム一グラムあたり〇・二三一ミリグラムでした。これは、大人の骨でのストロンチウム濃度の半分以下です。つまり、胎盤で、その程度の識別が働いていると考えられます。

カルシウムの腸からの吸収はビタミンDの過多、カルシウムの不足、リンの不足、妊娠と授乳により高まります。また、逆に、ビタミンDの不足、閉経、高齢により低下します。カルシウムと同じ、アルカリ土類金属であるストロンチウムの吸収も、このような要因の影響をうけるのでしょうか。研究はほとんど行われていません。

(4)　ICRPによる胎児での被ばく

妊娠中の腸での吸収や尿からの排泄、骨でのターンオーバーについての実際のデータがストロンチウムにはないので、カルシウムのデータから推定しています。たとえば、腸での吸収率については、非妊娠時から妊娠したときは三〇パーセント、それから妊娠一二週までは四〇パーセント、二五週までは四〇パーセントから六〇パーセント、以後四〇週までは六〇パーセントのままです。

また、尿からの排泄についても、カルシウムと同様、妊娠してから出産するまでは、非妊娠時の二倍としています。さらに、骨でのターンオーバーについても、妊娠一二週までは非妊娠時のレベルと同じで、その後は出産するまで、二倍としています。

胎盤から胎児へのストロンチウムの移行はカルシウムの六〇パーセントとしています。また、胎盤でのストロンチウムの濃度は、母体組織での濃度と同じということです。

ストロンチウムもカルシウムと同様、骨に取り込まれますが、お母さんが妊娠一五週、二五週、三五週にストロンチウムを急性摂取、つまり、一回だけ摂取した場合、誕生時の赤ちゃんの濃度はそれぞれお母さんの二倍、四倍、八倍となるとしています。また、妊娠期間中、ストロンチウムを摂取した場合には、赤ちゃんはお母さんの四倍の濃度になるということです。

ＩＣＲＰでは人間でのデータや動物実験の結果を総合して、モデル化し、以上のような特定の条件のもとで、胎児の被ばく量を推定しています。

まず、急性摂取の場合の結果を表Ⅱ－36に示します。ストロンチウムは骨に取り込まれます。したがって、胎児期にもっとも被ばくの影響をうけるのは骨の内部で、血球を作る骨髄です。とくに活発な細胞分裂により、造血が行われている骨髄には大量の赤血球が存在するために赤く見えます。これが赤色髄です。そして、またそれだけ放射線の影響もうけます。ですから、表Ⅱ－36でも、胎児期に最高の被ばくをうける組織として、赤色髄の等価線量係数が示されています。

お母さんが妊娠中に、ストロンチウム九〇を摂取したとき、赤色髄の被ばく量が最大となるのは、妊娠二五週ということです。このとき、一ベクレルのストロンチウムを摂取すると、三・四×10^{-4}ミリシーベルト被ばくします。

脳の被ばくがもっとも多くなるのは、妊娠一〇週での摂取です。このとき、一ベクレル

表Ⅱ-36　女性あるいは妊婦がストロンチウム 90 を急性摂取した場合の胎児の実効線量係数

摂取時期（週）	実効線量係数（ミリシーベルト／ベクレル× 10^{-6}）h_T(胎児)*	h(脳)**	e(胎児)	e(生後)	e(生涯)
-130	1.3	0.0045	0.19	0.096	0.29
-26	4.3	0.023	0.64	0.22	0.86
妊娠時	12	0.13	2.1	0.45	2.5
5	20	0.99	3.8	0.52	4.3
10	130	2.9	20	0.98	21
15	240	NA	36	3.1	39
25	340	NA	48	15	63
35	170	NA	23	47	70

＊：胎児期に最高の被ばくをうける臓器・組織の等価線量係数。ここでは赤色髄
＊＊：脳がもっとも影響をうけやすい妊娠 8 ～ 15 週での等価線量係数
NA：適用不能

のストロンチウム九〇をとると、被ばく量は二・九×10^{-6}ミリシーベルトになります。

妊娠の一三〇週（二年半）前とか、二六週（半年）前にストロンチウム九〇を摂取しても、胎児期と誕生後七〇歳までの被ばく量、すなわち、e（胎児）とe（生涯）は結構なレベルです。たとえば、妊娠の二年半も前に食べても、e（胎児）とe（生涯）はそれぞれ、〇・一九×10^{-6}ミリシーベルトと〇・二九×10^{-6}ミリシーベルトで、妊娠時にとったときの九パーセントと一二パーセントの被ばく量になります。

e（胎児）の数値がもっとも大きくな

るのは、やはり、赤色髄が最高の被ばくをうける妊娠二五週での摂取で、実効線量係数は四・八×10^{-5}ミリシーベルトになるということです。赤色髄の組織荷重係数は〇・一二です。ですから、赤色髄の実効線量係数は四・〇八×10^{-5}ミリシーベルトで、全体の八五パーセントを占めています。

生まれたとき、体内に存在するストロンチウム九〇による七〇歳までの被ばくを示すe（生後）では、妊娠三五週で食べたときの実効線量係数がもっとも大きくて、四・七×10^{-5}ミリシーベルトになっています。これは、妊娠二五週でのe（胎児）とほぼ同じ被ばく量です。そのために、e（胎児）とe（生後）をあわせたe（生涯）では、妊娠三五週で摂取したときの被ばくがもっとも多くて、実効線量係数は七・〇×10^{-5}ミリシーベルトになります。

e（胎児）、e（生後）、e（生涯）などの意味については、セシウムの項で説明しています。お忘れの方は、もう一度、そちらを見てください（九六〜九七ページ）。

次は、慢性摂取での被ばくです。結果は表Ⅱ-37です。

ストロンチウム九〇の場合も、セシウム一三七やヨウ素一三一の場合と同様、妊娠の二六〇週（五年）前と五二週（一年）前から妊娠するまでの期間と、妊娠中一ベクレルのストロンチウム九〇を毎日、均等に連続して食べた場合の被ばくを考えています。当然の

表Ⅱ-37　女性あるいは妊婦がストロンチウム90を慢性摂取した場合の胎児の実効線量係数

摂取時期（週）	実効線量係数（ミリシーベルト／ベクレル×10^{-6}）				
	h_T(胎児)*	h(脳)*	e(胎児)	e(生後)	e(生涯)
-260	2.1	0.0098	0.31	0.12	0.43
-52	5.1	0.031	0.78	0.25	1.0
妊娠中	200	0.60	28	15	43

＊：表Ⅱ-36と同じ

ことでしょうが、妊娠中に摂取した場合の被ばくが最大です。それは赤色髄と脳への等価線量係数にしても、胎児期と生後、そして生涯の実効線量係数にしても同様です。

この結果を、表Ⅱ－36の急性摂取の場合とくらべてみましょう。

まず、妊娠する前にとった場合です。妊娠する二年半前に一ベクレルのストロンチウム九〇を一回食べるよりも、慢性的に妊娠の五年前から食べたときのほうが、五つの被ばく指標のすべてで、係数一・三倍から二・二倍が大きくなっています。このことは、急性摂取の半年前と慢性摂取の一年前の係数についても同様で、こちらは一・一倍から一・三倍になっています。そして、慢性摂取の期間を妊娠の二年半前と半年前にすれば、それらの係数、すなわち被ばく量は期間が短くなった分だけ、さらに多くなります。

ＩＣＲＰでは、慢性摂取よりも、急性摂取のほうが、被ばくの影響は大きいと主張しています。

しかし、ストロンチウム九〇に関しては、その主張はまちがっているといえます。すなわち、放射性核種により、影響の仕方がちがうのです。

妊娠中、慢性摂取した場合の被ばく量は、妊娠一五週で急性摂取した場合とほぼ同じレベルにあります。しかし、慢性摂取では、脳への被ばくが問題になります。

というのは、妊娠一五週以後の急性摂取では、h（脳）はＮＡです。ところが、妊娠中の慢性摂取では、e（脳）が〇・六〇$\times 10^{-6}$ミリシーベルトになるからです。また、生後の被ばく量e（生後）が一・五$\times 10^{-5}$ミリシーベルトで、妊娠一五週での急性摂取の五倍近くあることも問題です。たしかに、妊娠後期に急性摂取したときのe（生涯）六・三$\times 10^{-5}$ミリシーベルトや七・〇$\times 10^{-5}$ミリシーベルトと比較すると、妊娠中の慢性摂取のe（生涯）は四・三$\times 10^{-5}$ミリシーベルトで、被ばく量は少ないかもしれません。しかし、今、述べたように、慢性摂取と急性摂取では、被ばくの影響が質的にちがう、ということも知っておかねばなりません。

物理的半減期が二九年と長く、骨に取り込まれて、体内に長く残留するストロンチウム九〇の影響は胎児期から一生涯にわたって続くということです。

(5) 母乳への移行

① オーストリアでの研究

母乳に含まれる化学物質の濃度を測定する場合、問題となるのは、いつ、どういうときに採取した母乳か、ということです。たとえば、産後何日目の母乳とか、赤ちゃんにお乳を飲ませる前に採取したのか、あるいは飲ませたあとに採取したのかということです。というのは、そのような状況によって、母乳に含まれる化学物質の濃度がちがってくるからです。そういうことで、母乳に含まれる化学物質の濃度を正確に、正しく測定するのは、とてもむずかしいのです。

私も母乳のダイオキシン濃度を測定しましたが、このことは、いつも問題になりました。ここで、まず最初に紹介するオーストリアで行われた研究では、母乳の採取条件がとてもはっきりと明示されています。そういう意味では、しっかりとした信頼のおける研究であり、えられた結果も信用できると考えられます。

この研究では、産後一日から三日の初乳、産後四日から一七日の移行乳、そして産後四〇日から二九三日の成熟乳に含まれる一八種の微量元素の濃度を測定しています。その一つがストロンチウムなのです。ですから、分析したのは、非放射性の安定なストロンチウムということになります。

母乳は、お母さんがその日、二回目の授乳の前、だいたい午前一〇時頃、電動式の搾乳ポンプで採取しました。採取量は初乳で二ミリリットルから三ミリリットル、移行乳と成熟乳では五ミリリットルから六ミリリットルです。これをポリエチレンのチューブに移して、分析するまで、マイナス二〇度で保存します。

四六名のお母さんから、このようにして、母乳五五検体が集められました。その内訳は初乳一三検体、移行乳一八検体、成熟乳二四検体です。さらに、成熟乳については、産後の日数により三期にわけます。まず、四二日から六〇日、そして六六日から九〇日と、九七日から二九三日です。それぞれの検体数はいずれも八検体です。結果を図Ⅱ-19に示します。

この図のストロンチウム濃度は母乳一キログラムあたりのマイクログラム数になっています。しかし、初乳、移行乳そして成熟乳の比重はそれぞれ、一・〇一三、一・〇〇六と

図Ⅱ-19　初乳、移行乳および成熟乳のストロンチウム濃度

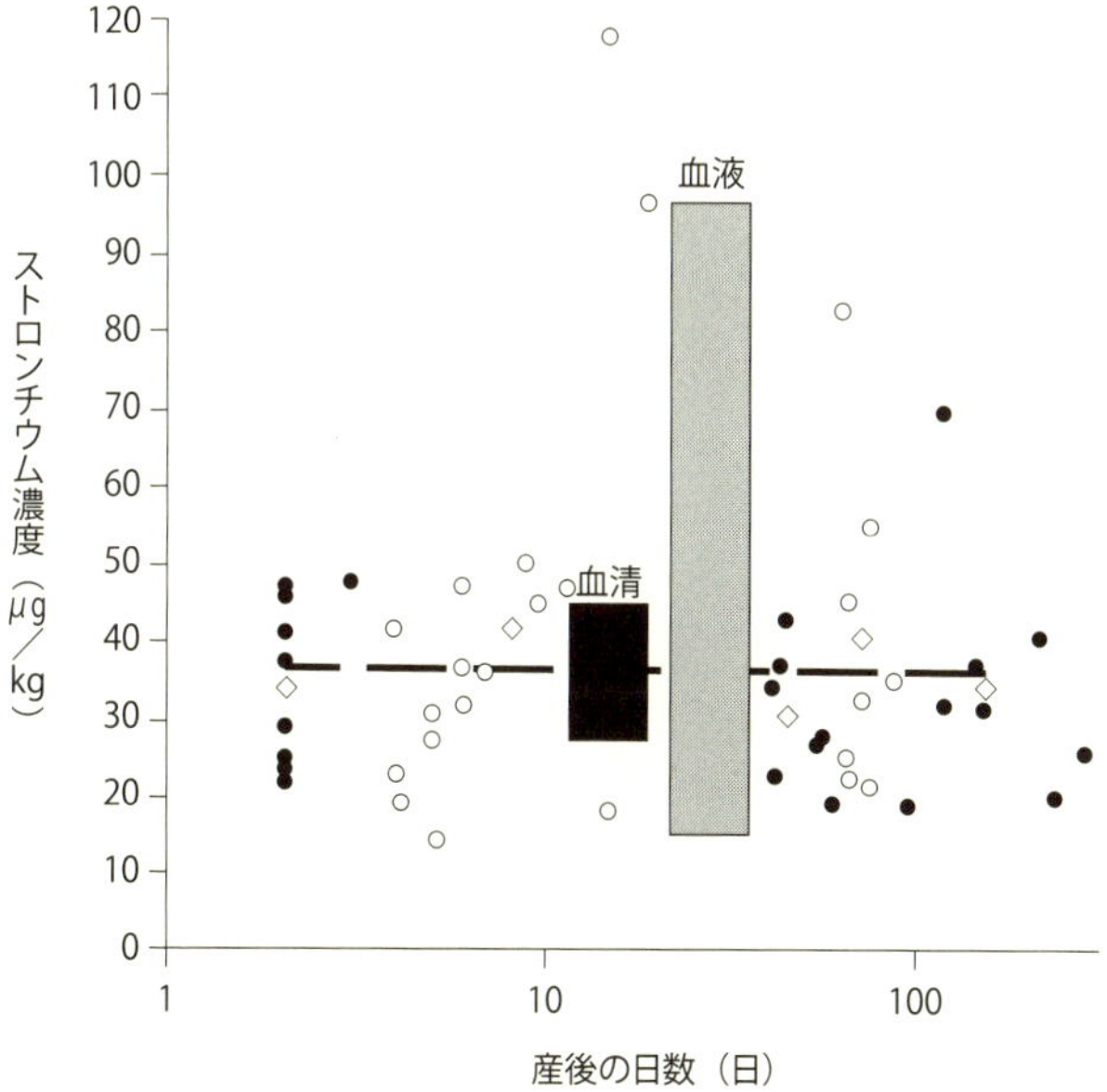

◇：それぞれの時期の母乳中平均濃度

一・〇一五で、いずれもほとんど一に等しいので、母乳一リットルあたりの濃度と考えてもらって結構です。

初乳の平均濃度は母乳一キログラムあたり三五マイクログラムで、濃度の範囲は一七マイクログラムから四八マイクログラムでした。移行乳では、平均濃度が四一マイクログラム、範囲は一五～一一七マイクログラム。産後四二日から六〇日の成熟乳では、平均濃度が三〇マイクログラム、範囲は一八～四二マイクログ

ラム。産後六六日〜九〇日の成熟乳では、平均濃度が三九マイクログラム、範囲は二四〜八二マイクログラム。そして、産後九七日〜二九三日の成熟乳では、平均濃度が三三マイクログラムで、範囲は一八〜六八マイクログラムでした。また、全体の平均濃度は三六マイクログラムで、範囲は一五〜一一七マイクログラムです。

ここで、平均濃度だけでなく、その範囲も示したのは、個人差というものを知ってほしいからです。

以上のように、産後の時期により、母乳に含まれるストロンチウムの濃度には、かなりの個人差があります。しかし、母乳一キログラムあたりの平均濃度は三〇マイクログラムから四一マイクログラムで、大きなちがいはありません。そして、授乳期間が長くなっても、母乳の濃度が大きく減少することもないようです。

このような母乳濃度での個人差と平均濃度が授乳期間により変動しないことは別のいくつかの研究でも認められています。

図には、また、参考のためにストロンチウムの血清と血液での濃度が示されています。血清濃度の範囲はかなり狭くて、一リットルあたり二八マイクログラムから四四マイクログラムです。一方、血液では一リットルあたり一六マイクログラムから九五マイクログラムと、血清よりも五倍ほど広範になっています。しかし、濃度レベルは、母乳とほぼ同じと考えられます。

このようなことから、ストロンチウムの血液から母乳への移行には、胎盤のときのような識別はないと思われます。

データによると、大人の体内には三二〇ミリグラムの、そして血液には九〇マイクログラムのストロンチウムが存在するということです。もちろん、これは平均的な数値で、当然のことながら、大変な個人差があります。

また、欧米では、大人は食事により一日に〇・八ミリグラムから二・〇ミリグラムのストロンチウムをとっているそうです。

この研究では、母乳全体の平均濃度は母乳一キログラムあるいは一リットルあたり三六マイクログラムでした。一日にお母さんが赤ちゃんに一リットルの母乳を与えるとすると、その母乳には、やはり三六マイクログラムのストロンチウムが含まれています。これは、血液に存在するストロンチウムの四〇パーセントに相当します。といっても、当然のことです。というのは、全身の血清量が二・五リットルほどだからです。すると、血清一リットルあたりの濃度は三六マイクログラムになり、母乳の平均濃度と同じになります。

また、お母さんが食事により一日に〇・八ミリグラムから二・〇ミリグラムのストロンチウムを摂取しているとします。そして、このうちの三六マイクログラムが一リットルの母乳に含まれる、と考えます。

そうすると、一日の摂取量の〇・〇一八から〇・〇四五、つまり一・八パーセントから四・五パーセントが母乳に移行している、ということになります。そして、それだけのストロンチウムを赤ちゃんが飲んでいるということです。

② カナダでの研究

一九四五年七月に、アメリカが世界ではじめて核実験を行い、その年の八月六日と八月九日には広島と長崎に実際に核爆弾が投下されました。その後、アメリカとソビエトそしてイギリスによる核実験がくり返されます。この核実験により、多量の放射性物質が、死の灰や黒い雨などの放射性降下物として、広範囲に拡散します。そのために大気や土壌、生物が汚染されるとともに、人間も汚染され、大変な被害をうけました。

あれやこれやの問題で、一九五八年十一月、国連総会第一委員会は米英ソ三国に対して、核実験中止に関するヨーロッパ一七カ国決議案を採択します。

そのようなことなどで、一九五八年十一月から二年一〇カ月にわたって守られてきた米英ソ三国による核実験の自発的停止の状態が、一九六一年八月、ソビエトが突如行った核実験再開声明で打ち破られます。そして、実際に、ソビエトはその年の九月、人類史上最大で、広島に投下された原爆三〇〇〇発以上に相当する水爆実験を行います。

なお、これまでに、大気圏内で行われた核実験は広島に投下された原爆の二万九〇〇〇発以上になります。また、大気圏外や地下などで行われた核実験も含めると、三万五〇〇〇発以上になります。

次に紹介する研究は、この核実験再開による母乳汚染について調べたカナダの医師によるものです。ストロンチウム九〇とストロンチウム八九による汚染を調べています。

この研究は一九六三年に発表されています。放射能の単位はマイクロマイクロキュリーで表示されています。これはピコキュリーあるいは10^{-12}キュリーのことですが、一ピコキュリーは〇・〇三七ベクレルに相当します。ですから、ここでは、この換算により、すべてベクレルに変換して表示します。結果は表Ⅱ-38です。

この表には、母乳のデータだけでなく、アメリカとカナダの政府が発表した牛乳のデータも、いっしょに掲載されています。

表から、まずわかることは、ソビエトが一九六一年九月に行った人類史上最大の核実験によるストロンチウム八九が、牧草を食むアメリカの牛乳で同じ月に検出されているということです。ストロンチウム八九の物理的半減期は五〇日ですので、濃度は十一月にピークとなり、その後、徐々に減少します。

一方、母乳では、牛乳よりも二カ月遅れて十一月に検出され、やはり、次第に減少しています。人間では、放射能汚染が牛よりも二カ月遅れて、認められました。興味深いデータです。

ストロンチウム八九と比べると、ストロンチウム九〇には、ソビエトが行った核実験の影響が明確には認められません。少々不思議な気がしますが、実際のデータですから、そういうこともあるのでしょう。

それはさておき、ここで問題にするのはSU九〇です。すでにお話ししたように、ストロンチウムの体内挙動はカルシウムと対比して考えられます。そして、胎児への移行に際し、ストロンチウムにはカルシウムに対して負の識別が働いていることを示してきました。母乳への移行にもそのような作用が働いているのでしょうか。そのことを検証するために、

表Ⅱ-38　母乳に含まれるストロンチウム 90 とストロンチウム 89

検体		1961 年 6 月	7 月	8 月	9 月	10 月	11 月	12 月	1962 年 1 月	2 月	平均
母乳（トロント平均）	カルシウム（g/ℓ）	0.250	0.229	0.298	0.264	0.306	0.356	0.261	0.232	0.190	0.266
	ストロンチウム 90（ベクレル／ℓ）	0.010	0.027	0.009	0.011	0.013	0.014	0.031	0.009	0.016	0.017
	ストロンチウム 89（ベクレル／ℓ）	–	–	–	–	–	0.365	0.353	0.250	0.095	0.266
	SU 90*	0.040	0.119	0.030	0.046	0.041	0.067	0.117	0.037	0.084	0.066
	SU 89**	–	–	–	–	–	1.03	1.36	1.20	0.498	1.02
牛乳（アメリカ平均）	カルシウム（g/ℓ）	1.16	1.14	1.14	1.15	1.16	1.16	1.15	1.12	1.12	1.14
	ストロンチウム 90（ベクレル／ℓ）	0.333	0.296	0.296	0.292	0.333	0.333	0.333	0.315	0.322	0.317
	ストロンチウム 89（ベクレル／ℓ）	–	–	–	0.426	1.48	2.00	1.26	0.925	1.15	1.21
	SU 90*	0.287	0.260	0.260	0.253	0.287	0.287	0.290	0.281	0.287	0.277
	SU 89**	–	–	–	0.369	1.28	1.72	1.10	0.825	1.02	1.05
牛乳（カナダ平均）	SU 90	0.311	0.377	0.281	0.233	0.315	0.292	0.270	0.263	0.263	0.289

＊：SU 90：ストロンチウム 90（ベクレル）／カルシウム（g）
＊＊：SU 89：ストロンチウム 89（ベクレル）／カルシウム（g）

この表にはカルシウム一グラムあたりのストロンチウム九〇の放射能（ベクレル）を表わすSU九〇やカルシウム一グラムあたりのストロンチウム八九の放射能（ベクレル）を表わすSU八九が示されているのです。

それでは表のSU九〇に注目してください。母乳のSU九〇の平均値が〇・〇六六であるのに対して、牛乳の平均値はアメリカでは〇・二七七であり、カナダでは〇・二八九です。すなわち、母乳よりも牛乳のほうが四倍以上大きいのです。

カナダなどでは、カルシウム摂取の七〇〜八〇パーセントが乳製品であり、残りの二〇〜三〇パーセントは非乳製品です。SU九〇は非乳製品のほうが乳製品よりも三倍ほど高いので、食品でのSU九〇は〇・三九から〇・四五と推定されます。

これらのSU九〇と母乳のSU九〇をくらべると、母乳はその六分の一から七分の一しかありません。すなわち、食品から母乳への移行に際して、カルシウムよりもストロンチウムのほうが、相対的にそれだけ少なくなっているのです。つまり、腸での吸収や血液から母乳への移行に際し、ストロンチウム九〇には、この程度の負の識別があると考えられます。

ここでお話ししたのも、平均的なものです。ですから、食品から母乳への移行にも、当然大変な個人差があります。それらについては、まったく調べられていません。

(6) ＩＣＲＰによる母乳からの被ばく

非妊娠時から妊娠出産までのストロンチウムの腸からの吸収や骨でのターンオーバーなどは、すでに「ＩＣＲＰによる胎児での被ばく」の項に記したとおりです。

さきほどのカナダの研究では、食品でのカルシウムに対するストロンチウムの割合、すなわちＳＵ九〇は〇・三九から〇・四五でした。また、母乳での平均値は〇・〇六六でした。すると、母乳でのカルシウムとストロンチウムの比は食品の〇・一五から〇・一七となります。しかし、ＩＣＲＰでは、この比が〇・二五であるとしてモデル化しています。

ＩＣＲＰでは、また、授乳中に食事により一・五ミリグラムのストロンチウムを摂取し、腸ではその三〇パーセントが吸収されるとしています。そして、吸収されたストロンチウムの三〇パーセントが母乳に移行するということです。すると、母乳には食べたストロンチウムの九パーセント、〇・〇九が移行し、その濃度は一リットルあたり一三五マイクログラムになります。

この項の最初にお話しした研究では、母乳での平均濃度が一リットルあたり三六マイクログラムで、食事からの移行率は〇・〇一八から〇・〇四五でした。ですから、この一リットルあたり一三五マイクログラムという濃度は、母乳としては、かなり高いと思います。しかし、ICRPは、このような特殊な条件のもとで、母乳からの被ばくをモデル化し、算出しています。

それでは、ここで例によって、一ベクレルのストロンチウム九〇を急性摂取した場合と、慢性摂取した場合について、表Ⅱ－39に示します。

妊娠の二六週前、つまり半年前にお母さんが一ベクレルのストロンチウム九〇をとっても、母乳を通じて、赤ちゃんは〇・一六×10^{-6}ミリシーベルトの被ばくをうけます。当然のことながら、妊娠前期よりも中期、さらには後期にストロンチウム九〇を摂取すると、母乳による被ばく量は多くなります。妊娠三五週でとると、母乳による赤ちゃんの被ばくは四・九×10^{-6}ミリシーベルトになり、妊娠五週と妊娠一五週で摂取したときよりも、それぞれ一二倍、六倍多くなります。

出産後の授乳中にお母さんがとると、赤ちゃんの被ばくは格段に多くなり、一・五×10^{-5}ミリシーベルトから一・六×10^{-5}ミリシーベルトです。これは妊娠三五週に摂取したときの

表Ⅱ-39　ストロンチウム90の摂取による母乳の実効線量係数

摂取時期（週）	実効線量係数（ミリシーベルト／ベクレル×10^{-6}） e（母乳）
急性摂取	
妊娠	
-26	0.16
5	0.41
15	0.78
35	4.9
出産	
1	16
10	15
20	15
慢性摂取	
妊娠：38	1.8
授乳：26	15

三倍以上です。

妊娠中の三八週間、総量で一ベクレルのストロンチウム九〇を均等に毎日摂取した場合の母乳による赤ちゃんの被ばくは一・八×10^{-6}ミリシーベルトです。これは妊娠一五週のとき一度に食べた場合の二倍以上の被ばくですが、妊娠三五週に食べたときの三分の一ほどです。

授乳中の二六週間慢性摂取したときの被ばくは一・五×10^{-5}ミリシーベルトです。これは、授乳中に急性摂取したときとほぼ同じです。ストロンチウム九〇の場合には、授乳中であれば、急性摂取であっても、慢性摂取であっても、実効線量係数はほとんど同じ、ということになります。

セシウム一三七のところで説明していますが、赤ちゃんの腸での吸収率は、生後三カ月の状態で考えています。しかし、生まれてまもない赤ちゃんのストロンチウム九〇の吸収率は、生後三カ月の赤ちゃんよりも二倍ほど高い、ということです。ですから、生後一週未満の赤ちゃんでは、ここで示した実効線量係数よりも二倍ほど大きくなるのでしょう。

ここでもまた、セシウム一三七やヨウ素一三一のときのように、急性摂取の場合について、胎児での被ばくと母乳からの被ばくの両方をまとめてみます。それは表Ⅱ－36（一八五ページ）と表Ⅱ－39をドッキングさせるということです。

すなわち、表Ⅱ－36のe（胎児）とe（生後）、そして表Ⅱ－39のe（母乳）をあわせることにより、胎児から乳児までのストロンチウム九〇による被ばくの全体像を考えてみます。これは図Ⅱ－20です。

妊娠の半年前に一ベクレルのストロンチウム九〇をとると、e（胎児）〇・六四×10^{-6}ミリシーベルト＋e（生後）〇・二三×10^{-6}ミリシーベルト＋e（母乳）〇・一六×10^{-6}ミリシーベルトということで、全体として、一・〇二×10^{-6}ミリシーベルトの被ばくになります。その後、被ばく量を示す実効線量係数は徐々に大きくなり、妊娠五週目に摂取すると、四・

図Ⅱ-20　妊娠と誕生を基準としたストロンチウム90の急性摂取による生涯の実効線量係数

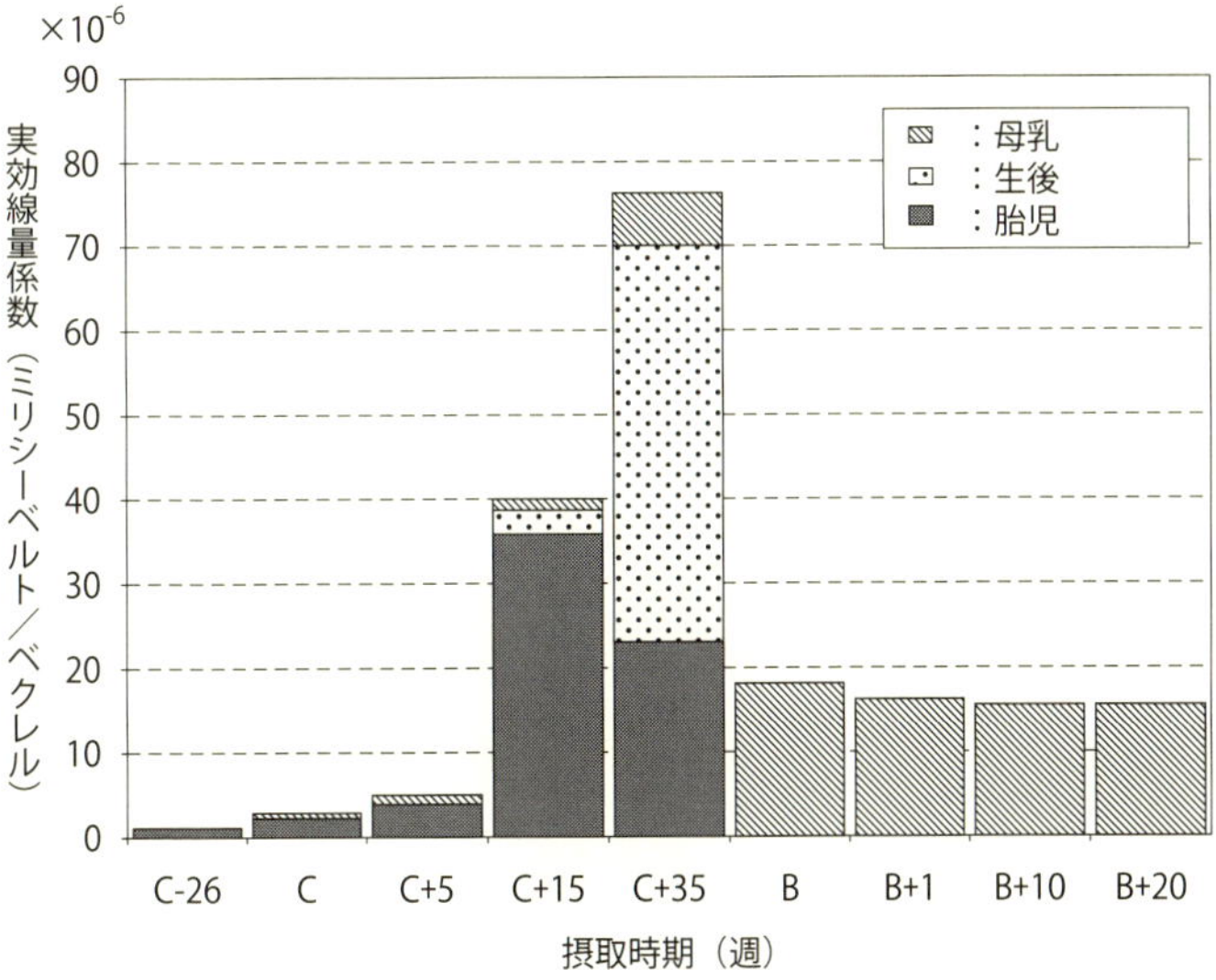

C：妊娠、B：誕生

七×10^{-6}ミリシーベルトになります。そして、妊娠一五週目になると、急激に上昇し、四・〇×10^{-5}ミリシーベルトにはね上がります。それでも、その九〇パーセント以上は胎児期の被ばくです。

妊娠三五週で摂取したときの被ばく量が最大で、e（胎児）二・三×10^{-5}ミリシーベルト＋e（生後）四・七×10^{-5}ミリシーベルト＋e（母乳）〇・四九×10^{-5}ミリシーベルトということで、その実効線量係数は七・四九×10^{-5}ミリシーベルトになります。

ですから、内訳は胎児期が三一パーセント、生後がもっとも大きくて、六三パーセント、そして母乳によるものが六パーセントです。

授乳期間中にお母さんがストロンチウム九〇をとった場合の実効線量係数は一・五×10^{-5}ミリシーベルト程度で、被ばく量にはそれほど大きなちがいはありません。以上を一言でまとめると、ストロンチウム九〇の場合には、妊娠後期の摂取がもっとも大きな影響をおよぼす、ということになります。

第三章　低線量被ばくの健康影響に関する最新情報

ICRPのガン発症に対する放射線被ばくのリスクは、もっぱら広島と長崎の原爆被災者の追跡調査データによっています。しかし、この被ばくは急性の高線量外部被ばくです。今回の福島の原発事故などのように、環境中に放出された放射性物質による人体影響は、事故発生当初は別にして、一般的には慢性の低線量内部被ばくが問題になります。

すでに第一章の最後の部分にも記したように、原爆被災者の瞬間的高線量外部被ばくのデータから慢性的低線量内部被ばくのリスクを推定することは、二相的線量応答の問題も含めて不可能です。福島原発事故の問題は、やはり、チェルノブイリ原発事故と重なります。ということで、ここでは、チェルノブイリ原発事故により、世界中に拡散したセシウム一三七のような放射性物質による慢性的低線量被ばくのリスクがいかに甚大であるか、ということについてお話しします。そして、この章の最後では、診断用X線による子どもの遺伝子・染色体を含む細胞核への影響について、最新の情報を提供します。

一　乳児白血病の発症——二相的線量応答の実例

ICRPなどは、一〇〇ミリシーベルトを超えるような放射線を浴びないと、健康にはほとんど影響がないし、ガンも発症しないといっています。それには、すでに記したように、わが国の原爆被災者のデータがもとになっています。

一方で、チェルノブイリ原発事故により、世界中の国が放射性物質により汚染されました。この事故は一九八六年四月下旬におきました。ですから、それからもう二六年が経過し、この原発事故の放射性物質によるガンなどの発症増加が、今、世界中の国から報告されています。ここで報告されている被ばくレベルは一〇〇ミリシーベルトよりもずっと低いレベルです。すなわち、一ミリシーベルト以下から数ミリシーベルトのレベルです。こんなに少ない被ばくでも、ガンを発症しています。

最初は、二相的線量応答についての実例です。これは第一章の図Ⅰ－16（五三ページ）に示しています。

私はこの量・反応曲線をはじめて見たとき、こんなことが実際におこりえるだろうかと、疑問に思いました。しかし、そのメカニズムの説明を読んでみて、まあ、不可能なことではないな、と思いました。そのことは、第一章の図Ⅰ－16のところに記してあります。ところが、実際に、チェルノブイリ原発事故による放射能で汚染された国々のデータをドッキングすると、まさに、この量・反応曲線が描出されてくるのです。

それはイギリス、ギリシャ、ドイツで胎児期にチェルノブイリ原発事故により放出された放射性物質の被ばくをうけた子どもの乳児白血病の発症についての研究です。生後一年以内で発病する乳児白血病は胎児のときに遺伝子に突然変異が生じたために発症すると考えられています。

この研究では、チェルノブイリ原発事故の放射性降下物による妊娠中の被ばく期間を一九八六年七月一日から一九八七年十二月三十一日までとしています。その前後の期間、すなわち、一九八〇年一月一日から一九八五年十二月三十一日までと、一九八八年一月一日から一九九〇年十二月三十一日までを、胎児期に被ばくをうけていない期間としています。そして、被ばく期と非被ばく期での乳児白血病の発症率を比較することにより、原発事故による胎児期被ばくの影響を調べたのです。

それぞれの国での胎児期平均被ばく量は次のようになります。イギリスが〇・〇二ミリシーベルト、ドイツが〇・一ミリシーベルト、そしてギリシャは〇・二ミリシーベルトです。三カ国の平均被ばく線量は〇・〇六七ミリシーベルトになります。こんなに少ない被ばくで、乳児白血病という重篤なガンが発症するのでしょうか。もしそうだとすれば、これまでの常識ではとても考えられないことがおこっているということになります。

さて、結果です。被ばく期に、これら三カ国で、二二〇万人の赤ちゃんが生まれ、そのうち八八人が乳児白血病と診断されました。ですから、一〇万人あたりの発症率は四人となります。また、非被ばく期には一三二六万人の赤ちゃんが生まれ、そのうちの三七一人が乳児白血病と診断されました。ですから、一〇万人あたりの発症率は二・八人となります。

ということで、被ばく期には非被ばく期とくらべて、乳児白血病の赤ちゃんが一・四三倍多く生まれています。これは科学的に明らかに増加していると、判定されました。ですから、胎児期に平均で、〇・〇六七ミリシーベルト以上の被ばくをうけると、被ばくしない場合とくらべて、乳児白血病の赤ちゃんが四三パーセントも多くなるというのです。

わが国でも乳児白血病の発症率は一〇万人あたり三人ほどです。ですから、これら三カ国の非被ばく期の頻度とほぼ同じです。このような低レベルの胎児期被ばくにより、乳児白血病の発症率が上昇するのであれば、当然、福島原発事故による被ばくでも、同様のことが考えられます。注意深い観察と診断が必要です。

さて、ここで、今回の研究を図示すると図Ⅲ－1となります。

図で、カッコ内の低、中、高というのは、被ばく期の乳児白血病患児について、胎児のときの被ばくレベルが低い、中等度、あるいは高いということを示しています。また、ベラルーシ共和国での乳児白血病の過剰相対リスクも示されています。この場合の過剰相対リスクというのは、非被ばく期の発症率に対して被ばく期の発症率がどのくらい過剰か、ということを示しています。たとえば、被ばく期の発症率のほうが非被ばく期よりも一・五倍高い場合の過剰相対リスクは〇・五で、非被ばく期よりも五〇パーセント過剰に発症することになります。なお、一・五のことは相対リスクといいます。相対リスクと過剰相対リスクについては、トンデルの論文のところでも出てきます。おぼえておいてください。

論文の著者、バスビィは、図のもとになったデータをまったく示していません。ですから、この図がどのようなデータにもとづいて描かれたのか、私にはわかりません。ただ、ドイツでの研究については、ネイチャーという国際的にも有名な科学雑誌に掲載された論文から、そのデータを知ることができます。

その論文によれば、胎児期の被ばくが低レベルであったのは〇・〇五五ミリシーベルトであり、高レベルであったのは〇・〇七五ミリシーベルトです。それぞれの被ばくレベルでの過剰相対リスクが〇・八四と〇・二九であったので、図のようになったことがわかります。ちなみに、このドイツでの研究で、被ばくレベルが中等度、すなわち〇・〇五五ミ

図Ⅲ-1　乳児白血病の発症に対する胎児期被ばくのリスク

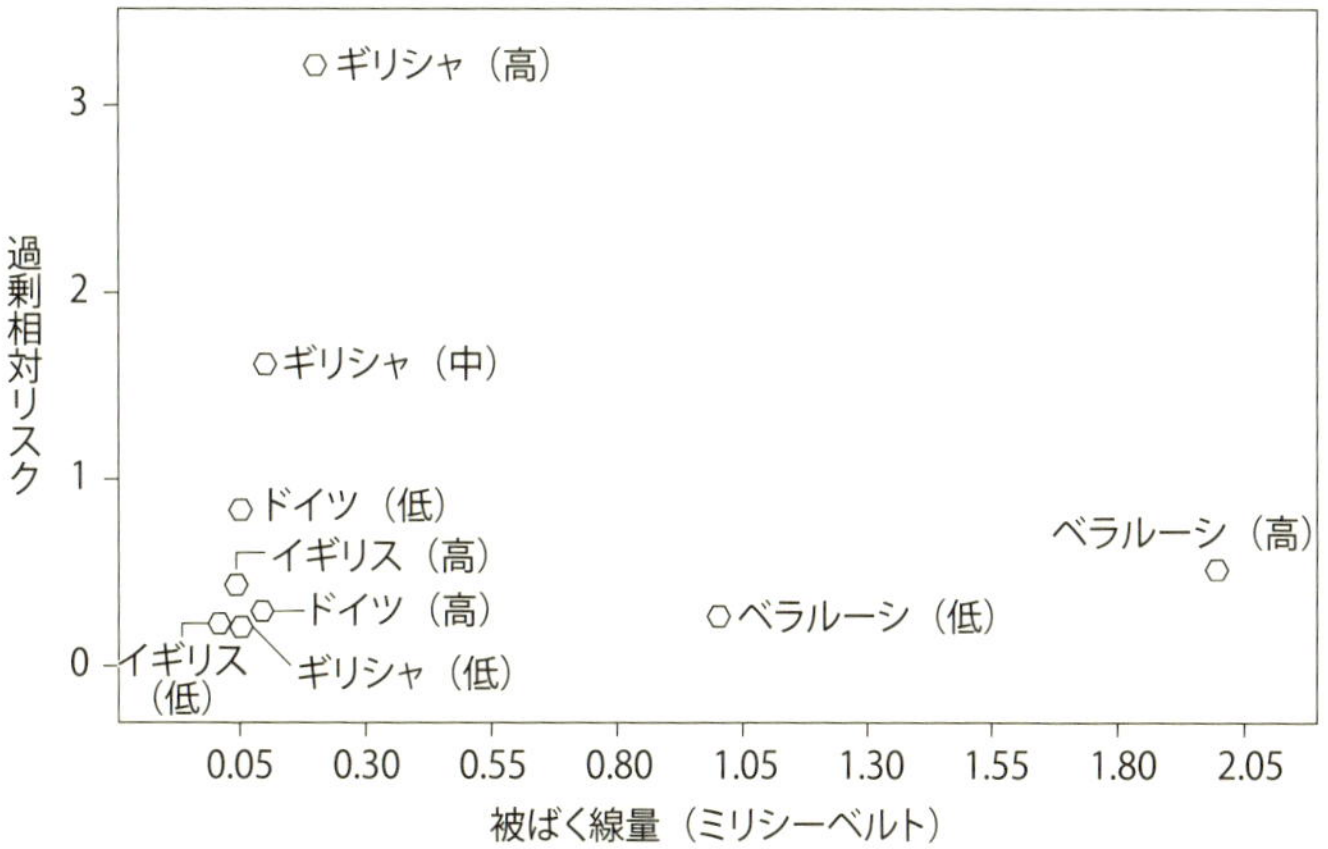

リシーベルトから〇・〇七五ミリシーベルトであったグループでは、乳児白血病の発症児が一名で、相対リスクは一・〇以下、つまり過剰には発症していませんでした。また、患児がもっとも多かったのは、〇・〇五五ミリシーベルト以下の低被ばくグループで、二九名でした。そして、〇・〇七五ミリシーベルト以上の高被ばくグループでは五名でした。

ということで、被ばく期について、被ばくレベルを低・中・高とわけると、まったく量・反応関係が認められません。それで、ドイツの研究者が、図に示されているギリシャでの研究の量・反応関係には再現性がないとして、クレームをつけたのです。図ではギリシャでの結果が被ばくレベルに応じて、過剰相対リスクの明らかな上昇を示しています。

ギリシャの研究はハーバード大学やアテネ大学の研究者が共同で行い、やはりネイチャーに発表しています。これにドイツの研究者が反論したのです。

このクレームに対して、ハーバード大学の研究者は次のように答えています。

被ばくレベルを低・中・高のサブグループにわけて、量・反応関係が認められないのは、ちっとも驚くにあたらない。それには、まず、被ばくレベルの分類ミスがあり、次には環境からの被ばくを個人の被ばくに対応させることへの疑問があるということです。ドイツの研究では、セシウム一三七による土壌汚染のレベルから胎児期での内部被ばくを推定しているからです。さらには、症例数が少ないので、サブグループにわけても、サブグループごとのリスクは正確には評価できないというものです。

私も、症例数が少ないので、サブグループにわけることには無理があると思います。ですから、図に示されているように、被ばくレベルを低・中・高にわける必要はない、と考えます。

サブグループにわけなくても、イギリスとドイツとギリシャの研究から、胎児期平均被ばく線量が〇・〇二ミリシーベルト、〇・一ミリシーベルトと〇・二ミリシーベルトでの過剰相対リスクはそれぞれ〇・四〇、〇・四八、一・六〇になります。

また、ベラルーシ共和国はチェルノブイリ原発事故による放射能汚染がもっとも高かった地域の一つです。ですから、放射線に高感受性の細胞が死滅し、その後、低感受性細胞への障害が発生すると考えれば、その様子は図Ⅲ－1に示されています。

以上の結果をすべてまとめて図示すれば、図Ⅲ－1ほどドラマチックではないけれども、低被ばく線量域でピークのある二相的線量応答曲線が描出されます。このような放射線被ばくによる量・反応関係が真実かどうかということについては、私自身もまだ半信半疑です。しかし、あとで紹介する研究でも、そう考えざるをえないような結果がいくつも報告されています。そういう結果も考慮すると、やはり二相的線量応答というのは真実なのかもしれません。

さて、それではここで、これまでの胎児期での放射線被ばくのリスクと今回の放射線による乳児白血病発症のリスクを比較してみたいと思います。そのために、バスビィは診断用X線検査により胎児のときに被ばくした赤ちゃんの小児ガン発症のリスクと対比させています。それによると、一〇ミリシーベルトの被ばくで、小児ガンの発症が四〇パーセント高まるということです。また、チェルノブイリからの放射性降下物による被ばくでは、三カ国の平均被ばく線量〇・〇六七ミリシーベルトで、乳児白血病の発症が四三パーセント上昇しています。すると、後者のほうが前者よりも一六〇倍リスクが高くなります。

このことから、バスビィはICRPのこれまでの放射線被ばくのリスクはあまりにも低すぎた、としています。そして、この研究結果や、さらにはこれまでに行われた原発の近くに住む子どもたちの小児白血病の発症リスクなどを勘案すると、放射線のリスクはICRPの評価よりも一〇〇倍から一〇〇〇倍も高くなるとしています。

さて、これが真実だとすると、大変なことです。しかし、このことを念頭において、これから紹介するお話を読んでください。

二　ベラルーシの子どもの心臓障害

ここで少し話題を変えます。放射線による健康障害はガンだけではありません。いろいろな健康障害の原因になります。たとえば、呼吸器と消化管感染症の再発、内分泌疾患や白内障、疲労や無気力症候群の亢進、血圧の変動や動脈高血圧症のような心血管症状と関連した胸痛などです。

ベラルーシ共和国の南部はチェルノブイリ原発から近く、放射能汚染がもっともひどかった地域です。原発事故から一七年が経っても、その地域の子どもたちはセシウム一三七により高濃度に汚染されています。汚染源は食品ですが、なかでも自家製の牛乳がもっとも重要と考えられています。

セシウム一三七による汚染レベルの高い子どもには洞性不整脈（呼吸による不整脈）、再分極や伝導異常を示す異常心電図がもっとも頻繁に認められます。

ということで、この研究ではまず、七歳から一七歳の子どもについて、セシウム一三七による全身の汚染レベルを調べました。そして、汚染レベルが低・中・高のグループにわけ、自家製食品摂取との関係を調べたのです。その結果、汚染レベルの高いグループほど、自家製食品を食べている子どもが多かったのです。

具体的には、汚染レベルの低いグループⅠ（体重一キログラムあたり五ベクレル以下の子ども、男一六名、女一七名で合計三三名）では、自家製食品を食べている子どもは三三名中一九名で、五八パーセントでした。汚染レベルが中等度のグループⅡ（体重一キログラムあたりの平均値で、三八ベクレルの子ども、男一七名、女一四名で合計三一名）では、三一名中二二名で、七一パーセントでした。また、もっとも汚染レベルの高いグループⅢ（体重一キログラムあたりの平均値で、一二二ベクレルの子ども、男一二名、女一八名で合計三〇名）では全員が自家製食品を食べていました。

子どもたちの多くには自覚愁訴があり、その主なものは心臓領域の痛み、頭痛、虚弱、興奮性や鼻出血です。これらの自覚愁訴はグループⅠでは三〇パーセント、グループⅡでは三九パーセント、そしてグループⅢでは六三パーセントの子どもにありました。また、グループⅢの子ども一〇名には慢性的な疲労と抑うつ気分が見られました。

異常心音はグループⅠ、グループⅡ、グループⅢでそれぞれ四八パーセント、八四パーセントそして九〇パーセントの子どもに認められました。

これらの子どもたちの血圧の状態を、図Ⅲ－2に示します。

正常血圧の子どもの割合はグループⅠ、グループⅡ、グループⅢでそれぞれ八五パーセント、六八パーセント、四〇パーセントで、セシウム一三七による汚染レベルが高いほど低下しています。高血圧の子どもの割合は、逆に九パーセント、二六パーセント、五〇パーセントと上昇しています。また、低血圧の子どもの割合も、六パーセント、七パーセント、一〇パーセントと、セシウム一三七による汚染レベルが高いほど、高くなる傾向がありました。

図Ⅲ-2　セシウム137による体内汚染レベルと血圧の状態

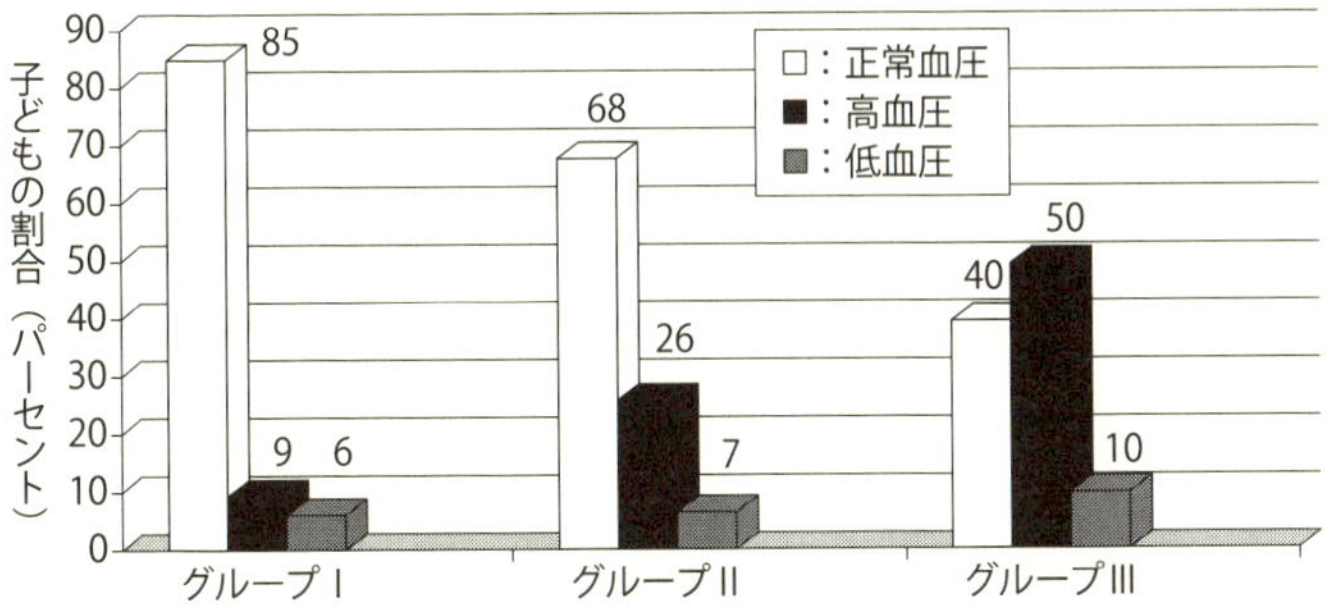

研究のはじめに、異常心電図を示した子どもの割合はグループⅠ、グループⅡ、グループⅢでそれぞれ五二パーセント、八四パーセント、九三パーセントでした。

ベラルーシ共和国では、土壌が一平方メートルあたり一八五キロベクレルから五五五キロベクレルのセシウム一三七により汚染されている地域に住んでいる学童は学校で、放射能によって汚染されていない食事が与えられます。また、休暇中には以前は四週間、現在は三週間、サナトリウムで過ごすこともできます。

研究に協力している子どもたちは全員サナトリウムでの休暇中です。そこで、セシウム一三七による体内汚染レベルを積極的に低下させることにより、自覚愁訴を改善し、高血圧や異常心電図などの治療を試みたのです。

プルシアン・ブルー（紺青）のようなフェロシアニドが腸でセシウム一三七と結合し、吸収を抑制することにより、排泄を促進することが知られています。また、ペクチンと呼ばれる多糖類は水溶性食物繊維で、果実や根菜類に含まれていて、ジャムやゼリーなどの製造に用いられます。ペクチンは重金属中毒の治療に使われており、リンゴペクチンはラットで、セシウム一三七とストロンチウム九〇の吸収を阻害しました。

ということで、この研究では、グループⅡとグループⅢの子どもたちにビタペクトというリンゴペクチンパウダー（ペクチン含有率一六パーセント）約五グラムを一日に二回一六日間食事中に水かミルクといっしょに飲んでもらいました。そして、治療効果を調べたのです。

その結果、グループⅡではセシウム一三七の平均濃度が体重一キログラムあたり三八ベクレルであったのが、三九パーセント減少して、二三ベクレルになりました。また、グループⅢでは、体重一キログラムあたり一二二ベクレルであったのが、二八パーセント減って、八八ベクレルになりました。

このように、セシウム一三七による汚染レベルが低下したことにより、異常心電図を示す子どもの割合も少なくなりました。すなわち、グループⅡでは八四パーセントから七二パーセントに、そしてグループⅢでは九三パーセントから七九パーセントになったのです。

しかし、図Ⅲ－２に示した高血圧の子どもの割合はリンゴペクチンを摂取しても、減少しませんでした。ただ、サナトリウムでは医学的に管理されており、健康によい食べ物と総合ビタミン剤も提供されます。そんなことで、サナトリウムでの休暇が終わる頃には、子どもたちの自覚愁訴はすべてなくなっていました。

リンゴペクチンの摂取により、セシウム一三七による汚染レベルが低下し、異常心電図を示す子どもの割合も減少したということです。しかし、第二章の表Ⅱ－３（六九ページ）に示してあるように、一八歳以下の子どもたちの生物的半減期は平均値で男の子が四三日、女の子が二九日です。そうすると、何もしなくても、一六日間で、二〇パーセントから三〇パーセントは体内汚染レベルが低下することが考えられます。リンゴペクチンの効果については、再検討する必要があると思います。

子どもたちが生活している地域の土壌のセシウム一三七による汚染レベルは一平方メートルあたり一八五キロベクレルから五五五キロベクレルです。これをわが国の福島県飯舘村の汚染レベルとくらべてみます。飯舘村は福島第一原発から北西へ四〇キロメートルほどの距離にあります。この村の土壌汚染が二〇一一年三月二十九日、つまり原発事故が起こってから一八日目に調べられています。その結果、飯舘村の土壌はセシウム一三七によって一平方メートルあたり五九〇キロベクレルから二二一七キロベクレルもの濃度で汚染されていることがわかりました。すなわち、飯舘村はベラルーシよりもはるかに高い濃度で汚染されているのです。

飯舘村でこの状態ですから、わが国でも広範囲で、ベラルーシの子どもたちのような心臓障害や血圧異常が生じている可能性があります。

放射線による健康障害はガンだけではありません。今後の注意深い健康診断と細心の健康管理が求められています。サナトリウムのような設備を備えた健康管理センターも必要かもしれません。

三　ベラルーシの子どものセシウム一三七による汚染

ベラルーシ共和国のゴメリ地域はチェルノブイリ原発事故による放射性降下物によって、もっとも汚染された地域です。ゴメリ地域のいなかに住んでいる人々、とくに子どものセシウム一三七による汚染状況が一九九〇年から調べられています。ここで紹介するのは、そのような調査からえられた結果です。

表Ⅲ-1　乳児の臓器・組織のセシウム137による汚染

	生後6カ月未満の乳児						
臓器・組織	1	2	3	4	5	6	平均
膵臓	11000	12500	1312	n.d.	n.d.	2941	6938
甲状腺	4333	6250	250	1900	n.d.	1583	2863
副腎	1750	2500	n.d.	2500	4750	2619	2824
心臓	5333	4250	625	4166	1071	1491	2823
大腸	3250	3125	261	3040	4000	2125	2634
胸腺	3000	3833	1142	3833	714	833	2226
胃	3750	1250	1500	n.d.	n.d.	n.d.	2167
小腸	2500	1375	571	3529	2200	590	1794
脾臓	3500	1500	428	1036	2000	2125	1765
肺臓	1125	2666	400	1195	1500	2610	1538
脳	3000	1363	305	90	1693	714	1194
腎臓	1500	1687	259	2250	812	583	1182
肝臓	250	277	525	851	882	1000	631

注）数値の単位はベクレル／キログラム
n.d.：未測定

まずはじめに、生後六カ月以内に敗血症や奇形などによって死亡した乳児の臓器や組織のセシウム一三七による汚染レベルについて、表Ⅲ－1に示します。

これらの赤ちゃんのお母さんにしても、このあとでお話しする大人や子どもにしても、すべての人々は一九八六年四月二十六日の事故以来ずっと、ゴメリのいなかに住んでいます。ですから、セシウム一三七による汚染レベルとしてはとても高い人々ということになります。

ということで、表Ⅲ－１の説明に入ります。乳児1、乳児３そして乳児６は敗血症という重篤な疾病により死亡しています。また、乳児２は未熟児のうえに奇形で、乳児４は大脳の奇形、そして乳児５は心臓の奇形で死亡しています。

これらの奇形の原因が放射線なのか、どうかについては何の説明もありません。しかし、その可能性は多分にあると思います。ただ、乳児４にしても、乳児５にしても、それぞれ脳と心臓の汚染レベルは高くありません。ですから、奇形の発症と臓器・組織の汚染レベルとは直接には関係しない、と考えられます。脳や心臓が形成される前の発生・分化段階での影響かもしれません。

この表では、平均汚染レベルの高い臓器・組織から順に上から下へ並べられています。右端のカラムにはそれぞれの汚染レベルの平均濃度が示されています。これは私が計算しました。また、それぞれの乳児について、汚染レベルの高い上位三つの臓器・組織は四角でかこんでいます。

平均濃度がもっとも高いのは膵臓で、一キログラムあたり六九三八ベクレルです。また、もっとも平均濃度が低いのは肝臓で、一キログラムあたり六三一ベクレルです。臓器や組織により一〇倍以上も濃度がちがいます。

一般的には、膵臓や甲状腺、そして副腎や胸腺などの内分泌系の臓器・組織で汚染レベルが高くなる傾向があります。逆に、脳や腎臓や肝臓では低くなるようです。しかし、また、個人差がいかに大きいか、ということもわかると思います。

すでにお話ししましたが、ＩＣＲＰではセシウム一三七は全身に一様に分布するとして、モデル化し、リスクを考えています。

しかし、実際のデータは、こんなにも臓器や組織で汚染レベルがちがい、また、とても大きな個人差があることを示しています。モデル化し、数式化することがいかに愚かしいことであるのか。この一例でもわかると思います。我々はこれを科学といって、信奉しているのです。

あとでお話しすることですが、チェルノブイリ原発事故の影響で、ヨーロッパの国々では甲状腺ガンの発症が増えています。この表から、セシウム一三七もヨウ素一三一と同様、甲状腺での濃度が高くなることがわかります。わが国でも、この視点からの注意が必要です。

次は子どもと大人の汚染レベルの比較です。結果は図Ⅲ－３です。

これは一九九七年に死亡した大人と子どもの臓器・組織のセシウム一三七による汚染レベルです。ですから、チェルノブイリ原発事故の一一年後に死亡した人々です。

図からまずわかることは、大人に比べて、子どもの汚染レベルが二〜三倍も高いことです。そして、やはり、甲状腺の汚染レベルが、とても高いということです。

この図の説明には、子どもと大人の年齢がありません。しかし、別の表には同じ一九九七年に一〇歳未満で死亡した五二名の子どもたちのセシウム一三七による臓器・組織別汚染レベルが示されています。

それによると、一キログラムあたりの平均濃度は、甲状腺がもっとも高くて、二〇五四ベクレル、以下副腎が一五七六ベクレル、膵臓が一三五九ベクレル、胸腺が九三〇ベクレル、骨格筋が九〇二ベクレル、小腸が八八〇ベクレル、大腸が七五八ベクレル、腎臓が六四五ベクレル、脾臓が六〇八ベクレル、心臓が四七八ベクレル、肺臓が四二九ベクレル、脳が三八五ベクレル、そして肝臓が三四七ベクレルです。

図Ⅲ−3とくらべると、脾臓の汚染レベルはほぼ同じですが、汚染レベルのちがう臓器・組織があります。図の汚染レベルよりも高いのは甲状腺、腎臓、骨格筋と小腸です。また、低いのは心筋、脳、肝臓です。甲状腺の汚染レベルは一・七倍も高くなっています。

図Ⅲ-3　セシウム137による子どもと成人の臓器・組織の汚染

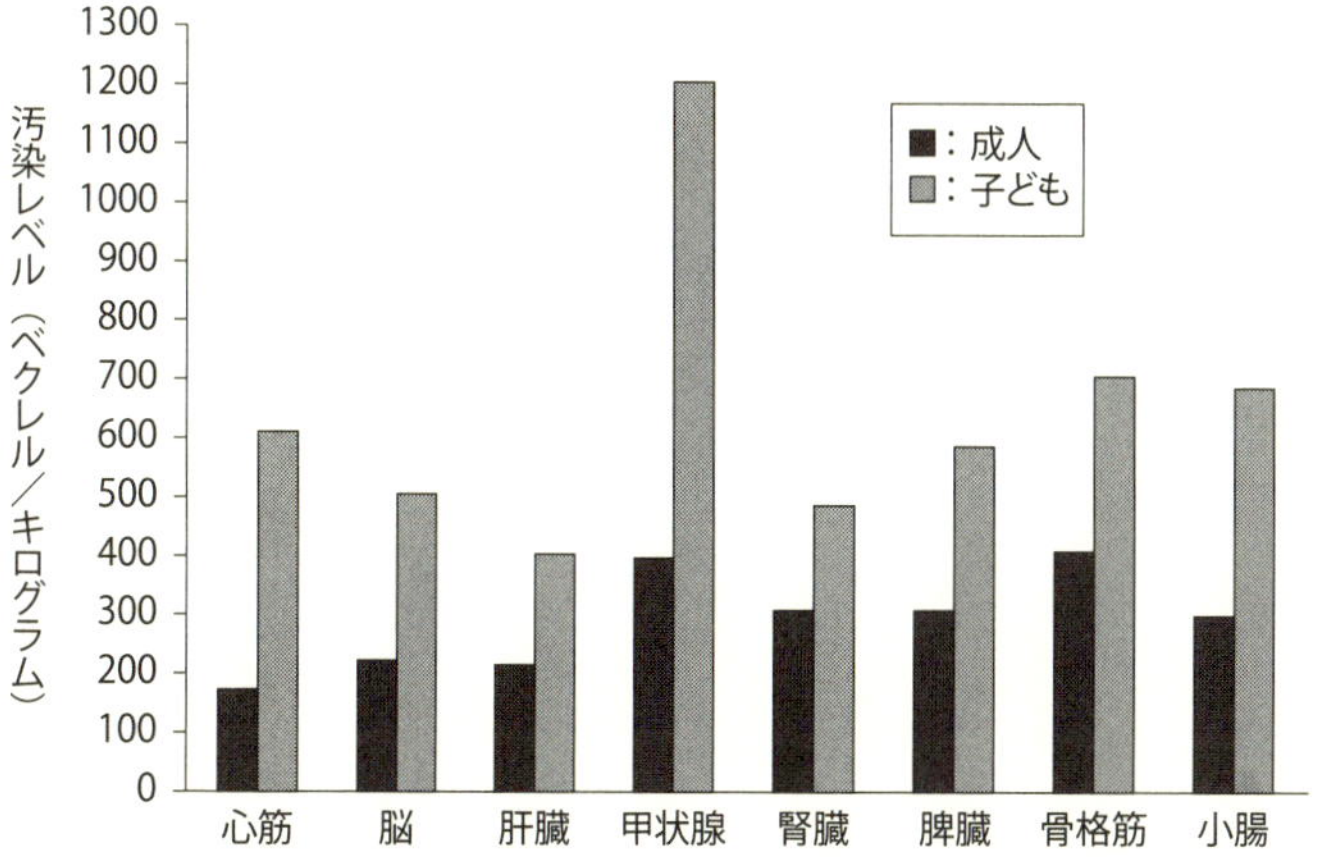

また、表Ⅲ－1の乳児のときと同じく、子どもでも、肝臓の汚染がもっとも低くなっています。

しかし、この乳児の汚染レベルとくらべると、子どものレベルは格段に低いといえます。母乳からの乳児への移行がいかに重大か、ということです。

この子どもたちはさまざまな原因で死亡しています。

死因とセシウム一三七による汚染との関係もいろいろと調べられており、二〇もの論文になっているとのことです。しかし、ロシア語であったり、またわが国では入手できない学術雑誌であったりして、私にはその内容を知るすべがありません。

四　ベラルーシでのガン罹患率の上昇

(1)　一般住民

チェルノブイリ原発はウクライナにありますが、その北側数十キロメートルからはベラルーシ共和国となっています。そのために、ベラルーシは原発事故による放射能汚染の影響をもろにうけてしまいました。チェルノブイリ原発のすぐ北側にあるのが、ゴメリ州です。ここでは事故後、はじめの一週間で、ヨウ素一三一により一平方メートルあたり一万キロベクレル以上の汚染をうけたところもありました。しかし、時間が経つとともに、放射能汚染の問題は物理的半減期の短いヨウ素一三一から、半減期の長いセシウムやストロンチウムに移りました。

ベラルーシに住む二一〇万人の人々が、一平方メートルあたり四〇キロベクレル以上のセシウム一三七によって汚染されている地域に住んでいます。これは全人口の二三パーセントです。また、一平方メートルあたり一八五キロベクレル以上のセシウム一三七により汚染されている地域は、ベラルーシ共和国全体の七・九パーセントにもなります。そして、そのような地域の九〇パーセント以上がゴメリ州や、そのすぐ北側に位置するモギレフ州にあるのです。

土地が一平方メートルあたり一〇〇キロベクレルの放射能で汚染されている場合、年間の被ばく量は〇・一ミリシーベルトから〇・二ミリシーベルトになる、と考えられています。ですから、放射能により汚染されている地域に住んでいる多くの人々にとって、ガン発症の問題は、とても深刻なのです。

ベラルーシでは、放射能でもっとも汚染された地域の住民一三・五万人が移住させられました。また、リクイデータと呼ばれる一二万人の人々は原発周辺の除染と清掃のために動員されました。リクイデータはもっとも大量に被ばくした人たちです。

このようなすべての個人情報はチェルノブイリ登録簿に記載されています。また、ベラルーシでは一九七三年からガン登録システムが導入され、誰がいつ、どのようなガンに罹患したか、ということもすべて記録されています。両者を統合してつきあわせることにより、チェルノブイリ原発事故による被ばくとガン発症の関係を調べることができるわけです。結果は表Ⅲ－２です。

表にはチェルノブイリ原発事故前の一九七六年から一九八五年までと、事故後の一九九〇年から二〇〇〇年までのベラルーシ共和国内六州とミンスク市、そしてベラルーシ全体のガン罹患率とその増加率が示されています。ガン発症の潜伏期は一般的には数十年と考えられています。ですから、事故後四年から一四年というのは、潜伏期からすると、まだ十分に時間が経過していない、と考えられます。それでも、ゴメリ州のガン罹患率の増加はもっとも顕著です。原発事故前にはベラルーシの平均罹患率よりも低かったのに、事故後には平均罹患率よりも高くなっています。すなわち、ゴメリ州の増加率は五二パーセントで、トップになっています。

一九七六年から一九八五年までも、そしてまた、一九九〇年から二〇〇〇年までも、ベラルーシではガン罹患率が上昇する傾向にあります。その上昇度合はゴメリ州以外では、原発事故の前後であまり変化していません。ところが、ゴメリ州では、原発事故後のほうが二倍以上になっています。このことからも、ゴメリ州におけるガン罹患率の上昇は原発事故の影響と考えられます。部位別では大腸と膀胱、そして甲状腺のガンの発症が増加しています。

表Ⅲ-2　ベラルーシ共和国のガン罹患率

州	人口10万人あたりのガン罹患率		増加率
	1976-1985年	1990-2000年	（パーセント）
ブレスト	150	200	33
ビテブスク	158	218	38
ゴメリ	148	225	52
グロドノ	144	207	44
ミンスク	145	217	50
モギリョフ	166	220	33
ミンスク市*	224	264	18
ベラルーシ	156	218	40

＊：ミンスク市はミンスク州の州都で、ベラルーシ共和国の首都。人口は約170万人（2004年）で、ミンスク州以外の州の人口に匹敵。ちなみに、ミンスク州の人口は約326万人（1991年）

チェルノブイリ原発事故による被ばくの九〇パーセントは一九八六年から一九九五年の一〇年間にうけると考えられています。そして、この間の被ばく量は、一平方メートルあたり三七キロベクレルから一八五キロベクレルの汚染地域に住んでいる場合には三・九ミリシーベルト、一八五キロベクレルから五五五キロベクレルの地域では一八・七ミリシーベルト、そして五五五キロベクレル以上の地域では四七ミリシーベルトと推定されています。また、この被ばくの大部分は食物連鎖による食品汚染に起因する内部被ばくです。

チェルノブイリ原発事故によるガン発症のピークは、まだこれからです。

私の前著『放射線規制値のウソ』（緑風出版）にもあるように、事故当時一四歳以下の子どもの甲状腺ガンの罹患率上昇は疑問の余地がありません。この上昇もゴメリ州で極めて顕著でした。

しかし、このような傾向は大人でも同じです。三〇歳以上の大人の一九八〇年における甲状腺ガン罹患率は人口一〇万人あたり一・二四人でした。それが一九九〇年には一・九六人となり、二〇〇〇年には五・六七人にはね上がったのです。これは一九八〇年当時の四・六倍です。

一九八六年の事故当時、一四歳以下だった子どもは二〇〇〇年には二九歳以下ですから、この大人のグループには入っていません。ですから、当時、一五歳以上であった人々にも、甲状腺ガンは増加しているのです。これは世界でもっとも高い罹患率です。

このことはすでに、論文として発表されているにもかかわらず、国際原子力機関（IAEA）も原子放射線の影響に関する国連科学委員会（UNSCEAR）もまったく無視しています。そして、わが国の原爆被災者のデータにより、一〇〇ミリシーベルト以下では健康影響は認められない、という従来の主張を変えないのです。

さらにリクイデータでは、一九九三年から二〇〇〇年の人口一〇万人あたりの甲状腺ガ

表Ⅲ-3　リクイデータのガン罹患率

	人口10万人あたりのガン罹患数（人）		
部位	期待数	実数	相対リスク
胃	41.7	44.9	1.08
大腸	17.0	22.3	1.31*
直腸	19.0	18.4	0.97
肺臓	52.4	67.3	1.28*
乳房（女性）	58.6	61.3	1.05
膀胱	10.9	17.0	1.55*
腎臓	14.8	17.9	1.21
全ガン	373.3	449.3	1.20*

＊：明確に増加

ン罹患率は二四・四人で、実に、一九八〇年当時の二〇倍にもなっています。

(2) リクイデータ

リクイデータというのはすでにお話ししたように、チェルノブイリ原発周辺の除染や清掃をした人々です。ベラルーシのリクイデータでのガン罹患率についても報告されています。これが表Ⅲ－3です。

この表で一〇万人あたりの期待数はベラルーシ共和国内で、放射能によってもっとも汚染されていないビテブスク州での罹患数です。また、甲状腺ガンについてはすでに記したので、この表には記載されていません。

これは一九九七年から二〇〇〇年にかけての調査結果です。一九八六年に事故が起こってから、まだ、十数年しか経っていません。それでも、大腸や肺、そして膀胱のガンの発症は明らかに多くなっています。

相対リスクを見ると、大腸ガンでは三一パーセント、肺ガンは二八パーセント、そして膀胱ガンでは五五パーセントも多くなっています。また、ガン全体では二〇パーセントの増加ということです。

リクイデータの中で、セシウム一三七による土壌の汚染レベルが一平方メートルあたり五五五キロベクレル以上の地域に住んでいる人の呼吸器系（喉頭、気管、気管支そして肺）ガンの平均罹患率は人口一〇万人あたり八〇・一人です。一方、汚染レベルが一平方メートルあたり一八五キロベクレル以下の地域に住んでいるリクイデータでは、人口一〇万人あたり四四・七人でした。つまり、セシウム一三七による汚染の高い地域に住んでいると、呼吸器系ガンの罹患が一・八倍も多くなります。

しかし、残念なのは、放射能計測器がなかったので、リクイデータ一人ひとりの被ばく量がまったくわからないことです。それがわかれば、放射能の人体影響がもっと詳細に解明されたはずです。

五　スウェーデンでのガン発症率の増加——トンデルの論文

この論文は、本書の『はじめに』のところで紹介したものです。ここでは、この研究について説明したいと思います。まずは、最初に発表された二〇〇四年の論文からはじめます。

(1)　二〇〇四年の論文

一九八六年四月二十六日に発生したチェルノブイリ原発事故の二日後、つまり、四月二十八日から二十九日にかけて、スウェーデンに降った豪雨により、原発から放出されたセシウム一三七の五パーセントが、北はウメオから南はストックホルムにいたる東海岸地域に沈着したと考えられています。原発事故に由来する放射性物質が、それらが沈着した地域のガンの発症を高める可能性があります。そのことを解明するために、この研究が行われました。

放射性物質の沈着量は、物理的半減期の長いセシウム一三七をマーカーとして、スウェーデン全土について飛行機により、空中から計測されました。そして、セシウム一三七による汚染レベルに応じた地表汚染地図が作製されたのです。これはスウェーデン放射線防護庁の委託事業として行われました。その結果を、この研究のために再区分したのが図Ⅲ－4です。

一平方メートルあたり三キロベクレル以下から八〇から一二〇キロベクレルまで、六段階の汚染レベルに区分されています。三キロベクレル以下の地域が放射能に汚染されていないコントロール地区となっています。コントロール地区と汚染地区で、ガン発症率のちがいを調べるのです。

この図には、スウェーデン国内全二一州のうち七州が含まれています。この七州に住む人々のなかで、一九八五年十二月三十一日から一九八七年十二月三十一日まで同じ住所に住んでいて、なおかつ〇歳から六〇歳未満の人々を研究対象としました。その結果、男性が五八万六九六七名、女性が五五万六二一五名で、総数は一一四万三一八二名となりました。

一〇〇万人以上の人々について、一九八八年から一九九六年まで、ガンの発症について追跡調査したのが、今回の研究です。これらの人々のガン発症についての情報はスウェーデンガン登録システムから入手しました。

図Ⅲ-4　スウェーデン 7 州のセシウム 137 による地表汚染地図

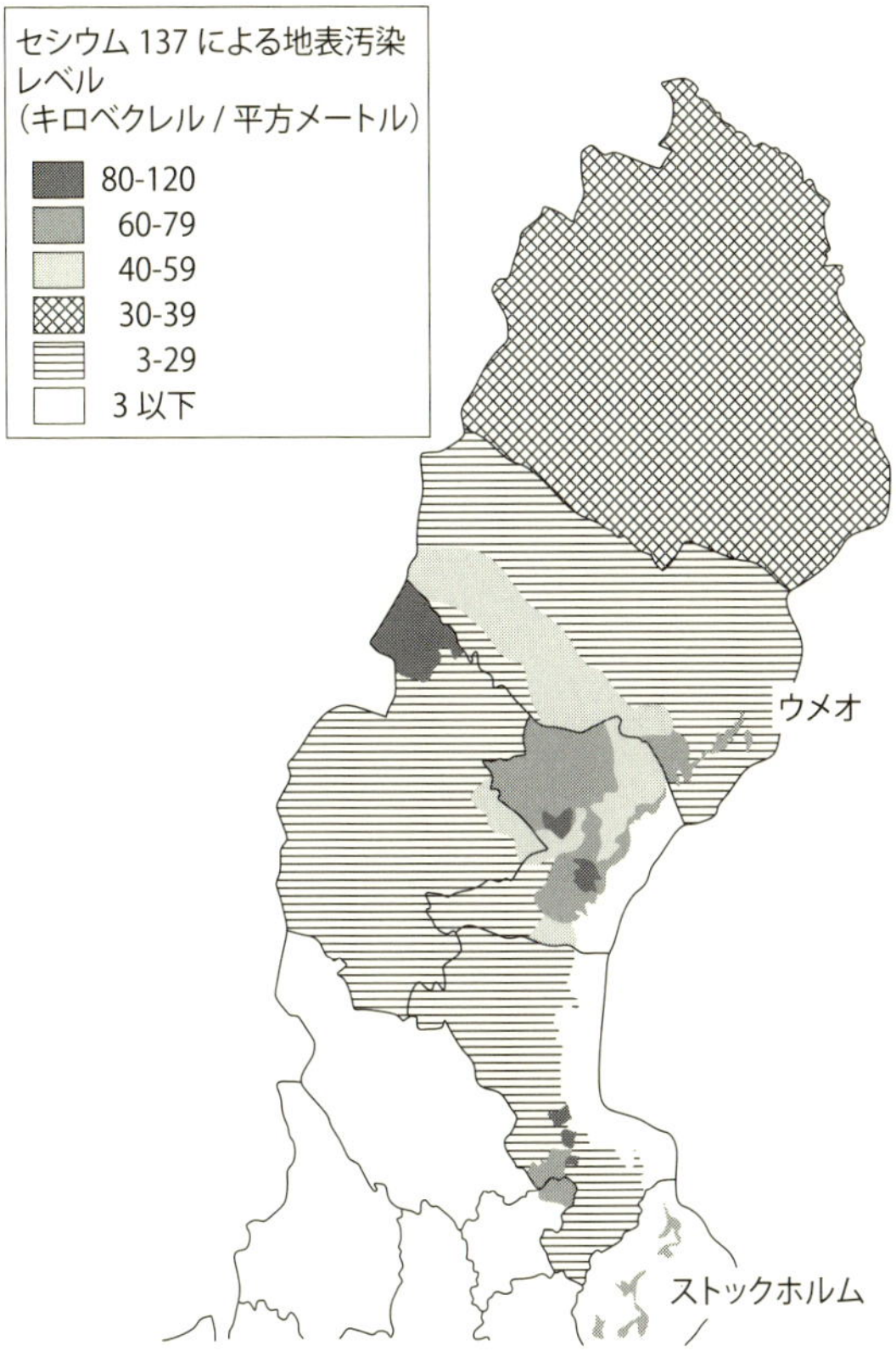

ガンの発症にはいろいろな生活環境要因が影響します。もちろん、もっとも大きく影響するのは年齢ですが、その他にも、性別、人口密度、喫煙習慣、社会経済状態、職業などがあります。

この研究のおもしろいところは、喫煙習慣や職業、そして社会経済状態などのリスク要因をすべて包括する総合的なリスク要因として、肺ガン発症率を用いているところです。人間の集団を研究対象とする疫学研究では、いろいろなリスク要因について補正しながら、因果関係を究明します。その補正方法として、トンデルらは、疫学研究ではよく用いられるマンテル・ヘンテル法を使っています。それにより、チェルノブイリ原発事故による放射能汚染とガン発症の関係を調べたのです。

このような大規模な研究を実行するには、国の関連部署の承諾と協力はもちろんのこと、国民の協力と支援も必要です。そのために、この研究情報は、その責任当局であるスウェーデンデータ監査局が二大国営新聞により、国民全体に告知しました。さらに、このことは地方紙やラジオ、テレビでも報道されました。そして、誰からもクレームがなかったのです。すなわち、トンデルらの研究は、国と国民により認証されたものといえます。

それでは、放射能汚染とガンの発症について、リスク要因で補正したあとの相対リスク

表Ⅲ-4　チェルノブイリ原発事故のセシウム137による地表汚染レベルとガン発症のリスク

被ばく区分（キロベクレル／平方メートル）	10万人あたりの発症率	相対リスク
＜3	210.3	1.00（コントロール）
3 - 29	222.1	1.05
30 - 39	223.6	1.03
40 - 59	248.8	1.08
60 - 79	209.5	1.10
80 - 120	244.4	1.21
過剰相対リスク（100キロベクレル／平方メートル）		0.11

と過剰相対リスクをまとめて、表Ⅲ－4に示します。

追跡調査した一一四万三一八二名のなかで、一九八八年から一九九六年のあいだにガンを発症したのは男性が九五七三名、女性が一万二八三六名で、あわせて二万二四〇九名でした。これらの人々を表Ⅲ－4の被ばく区分別にグループわけします。また、追跡調査した一一四万三一八二名についても同様にグループわけします。そうすると、被ばく区分以外のリスク要因で補正するまえのガン発症率が、それぞれの被ばく区分ごとに計算できます。それを一〇万人あたりの発症率にしたのが、この表の中央のカラムです。

それに対して、すべてのリスク要因で補正し、一平方メートルあたり三キロベクレル以下のコントロール地区の発症率で、それぞれの被ばく区分の発症率を除したのが、右端のカラムの相対リスクです。そうすると、セシウム一三七による汚染レベルの上昇に応じて、相対リスクが一よりも大きくなる傾向が見られます。すなわち、土壌の汚染レベルが高くなると、ガンの発症率も高くなるといえます。

一平方メートルあたり一〇〇キロベクレルでの相対リスクを算出し、この値から一を差し引いたのが、表の最下段に示されている過剰相対リスクです。この意味はセシウム一三七による土壌の汚染が一平方メートルあたり一〇〇キロベクレル高くなるごとに、ガン発症のリスクが〇・一一上昇する、つまり一一パーセント多くなるということです。

この過剰相対リスクにもとづいて、原発事故に起因するガン発症数を計算すると、八四九名になります。一九九六年までの短い追跡期間中に、しかも、極めて少ない被ばくにもかかわらず、このような結果がえられたことは、十分に考慮されねばなりません。

(2) 二〇〇六年の論文

二〇〇六年に発表されたトンデルの研究も基本的には二〇〇四年のものとほとんど同じ

です。しかし、今回は、地表の汚染レベルではなく、それを一時間あたりのナノグレイに変換した被ばく量で表示しました。また、カリウム、トリウム、ウラニウムという自然ガンマ放射線による被ばくもガン発症のリスク要因としました。そのために、今回の研究では調査地域を一州増やして、八州としたにもかかわらず、調査人数は前回よりも減って、一一三万七一〇六人となりました。

今回の研究では、前回よりも三年長く、一九九九年まで追跡調査しました。また、一九八六年から一九八七年のガン発症率は、原発事故がなかったときのガン発症率です。ということで、この研究で考慮し、補正したリスク要因は自然ガンマ放射線、人口密度、一九八八年から一九九九年の肺ガン発症率、そして一九八六年から一九八七年のガン発症率です。

追跡期間中に三万三八五一名にガンが発症しました。これらのガン患者について、すべてのリスク要因で補正したあとの最終的な結果を図Ⅲ－5に示します。

それぞれの被ばくカテゴリーの平均被ばく量のところに〇印で、ガン発症の過剰数が示されています。もっとも左端の被ばく量は一時間あたり〇～八ナノグレイで、これはセシウム一三七によって汚染されていないコントロールカテゴリーです。それから右へ順に、一時間あたり九〜二三ナノグレイ、二四〜四三ナノグレイ、四四〜六六ナノグレイ、六七〜八四ナノグレイ、そして右端が八五ナノグレイ以上のカテゴリーとなります。

図のように、被ばくレベルの上昇に応じて、コントロールカテゴリーでの人口一〇万人あたりのガン発症数よりも過剰に、増えていくことがわかります。

研究の結果、一時間あたり一〇〇ナノグレイの被ばくによるガン発症の過剰相対リスクが〇・〇四二となることがわかりました。前回の研究では、一平方メートルあたり一〇〇キロベクレルの地表汚染による過剰相対リスクは〇・一一でした。

ここで、一平方メートルあたり一キロベクレルの土壌汚染が一時間あたり二・五ナノグレイの被ばくに等しいという換算係数を用いて変換してみます。すると、一平方メートルあたり一〇〇キロベクレルというのは一時間あたり二五〇ナノグレイと等しいことになります。一時間あたり二五〇ナノグレイの過剰相対リスクが〇・一一ですから、一時間あたり一〇〇ナノグレイでの過剰相対リスクは〇・〇四四になります。この値は今回の〇・〇四二と大差がありません。

いずれの方法で過剰相対リスクを計算しても、ほぼ同じ結果がえられるということは、トンデルらの研究の精度がとてもいいことを示している、といえます。

図Ⅲ-5　チェルノブイリ原発事故のセシウム137による被ばくとガン発症

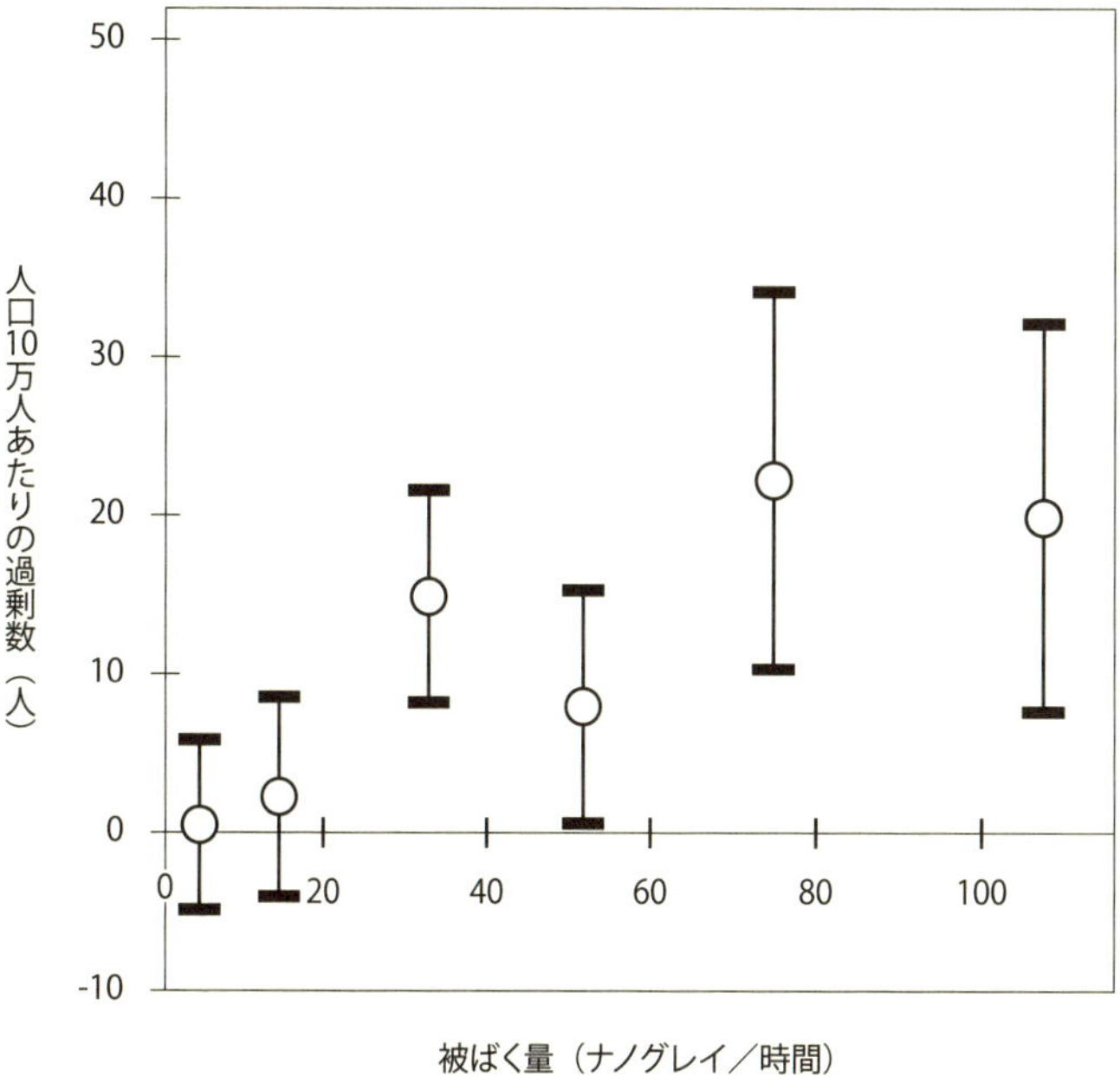

一時間あたり一〇〇ナノグレイ（〇・一マイクログレイ）の状態が二年間つづいたとすると、この間の被ばく量は〇・一マイクログレイ×二四時間×三六五日×二年で一七五二マイクログレイ、あるいは一・七五二ミリグレイとなります。このときの過剰相対リスクが〇・〇四二ですから、一ミリグレイあたりでは〇・〇二四となります。セシウム一三七の放射線荷重係数は一ですから、一ミリグレイは一ミリシーベルトと同じです。すると、一シーベルトあたりの過剰相対リスクは二四となります。

ICRPでは、ガン罹患あるいは発症の過剰相対リスクは一シーベルトあたり〇・一五としています。今回のトンデルらの過剰相対リスクは、その一六〇倍も高いことになります。これを実際の例で比較してみましょう。

二〇〇五年九月、IAEAやWHOなどの国連八機関とウクライナ、ベラルーシ、ロシア各国の専門家で構成される「チェルノブイリ・フォーラム」という国際会議が、原発事故からの二〇年を総括するということで、ウィーンで開催されました。そこでの結論は、「チェルノブイリ原発事故による総死者は四〇〇〇人」ということです。これは、これまでにガンで死亡した人も、これからガンで死亡する人も全部含めて、原発事故が原因で死亡する人が四〇〇〇人ということです。

この推定死亡数は、被ばく人口をどこまで考慮するかということで変わってきます。つまり、このフォーラムでは被ばく人口をリクイデータや高汚染地域の住民など約六〇万人に限っているのです。しかし、トンデルの研究や、ヨーロッパの国々でのガン発症状況などを考えると、とてもそれだけの人に限定するのは無理だと思います。そこで、ここでは国際ガン研究機関（ＩＡＲＣ）の資料により、平均被ばく線量が〇・一ミリシーベルト以上のヨーロッパの国々の人口、五億七二二〇万人を被ばく人口とします。

今回のトンデルの研究では、追跡調査人口は一一三万七一〇六名と、前回よりも少なかったのですが、追跡調査期間が三年長くなったために、ガン発症数は前回よりも増えて、三万三八五一名になりました。このガン発症者のうち、チェルノブイリ原発事故の放射性降下物が原因と考えられるのは一二七八名です。

ここからは比例問題です。つまり、一一三万七一〇六名から一二七八名がガンを発症しました。では、五億七二二〇万人では、何名になるでしょうか。それは、六四万三〇九九名です。これはチェルノブイリ・フォーラムでの四〇〇〇人の一六〇倍です。ガンを発症した人のすべてが死亡するわけではありません。しかし、この倍率は乳児白血病の発症リスクや、先ほどのＩＣＲＰとトンデルの過剰相対リスクの倍率と完全に一致します。

どう考えても、わが国の原爆被災者の追跡調査データがもとになっている放射線のガン発症リスクは、あまりにも小さく見積もられていると考えられます。

六　ヨーロッパの国々での甲状腺ガンの増加

ここで紹介するのは、チェコでの研究です。チェコはチェルノブイリ原発から西へ一〇〇〇キロメートルほどのところにある国です。ＩＡＲＣによれば、原発事故による被ばく量は〇・二ミリシーベルトから〇・四ミリシーベルトで、平均被ばく量が〇・三ミリシーベルトの国に分類されています。五段階ある国別の被ばくレベルでは、下から二番目の分類ですから、低いほうといえます。ちなみに、スウェーデンもチェコと同じ被ばくレベルの国として分類されています。

チェコでは一九五〇年代の終わりから国のガン登録システムがはじめられ、一九七六年に確立されました。今回の研究は、このガン登録システムが利用できたので、実施することができました。つまり、チェコ共和国の国民全員のデータを用いたということです。ですから、研究の精度としては、極めて高いものといえます。

甲状腺ガンは一般に、男性よりも女性に数倍多く発症するガンです。チェコでも、この傾向は同じです。

一九七六年から一九九九年、チェコでの大人の甲状腺ガンの発症は男性で一八〇四名、女性では五六四〇名でした。これを一〇〇万人あたりの発症率にすると、男性は一五・〇人、女性は四四・三人となります。すなわち、女性の発症率のほうが男性よりも約三倍高いということです。

甲状腺ガンを発症した人について、一九七六年から一九九九年まで、性別に発症率を調べてみました。すると、男性、女性とも、一九九〇年のところで、それまでの発症率の傾向が急変したのです。

一九九〇年までは、男女とも一年に二パーセントの割合で、発症率が上昇していました。ところが、一九九〇年からは発症率が男性と女性で、それぞれ三・八パーセントと四・九パーセントに上昇したのです。この傾向は年齢とは関係ありませんでした。

チェルノブイリ原発事故による放射能汚染との関係を調べるために、チェコ国内の放射性降下物による土壌の汚染レベルがちがう二つの地域で、発症率の年次変化をグラフにして、比較してみました。それが図Ⅲ－6です。

この図には、西部地域と西部以外の地域とあります。チェコはどちらかというと東西に長い国で、東側のほうがチェルノブイリ原発に近いのです。ですから、東側のほうが、放射能による汚染レベルが高いのです。

具体的には西部地域のセシウム一三七による土壌の汚染レベルは一平方メートルあたり二・三～二・八キロベクレルです。そして、西部以外の地域の汚染レベルは一平方メートルあたり五・三キロベクレルです。このようなセシウム一三七による土壌の汚染レベルのちがいは、もちろん、チェルノブイリ原発事故によるものです。

図から明らかなように、汚染レベルの低い西部地域では、一九七六年から一九九六年まで一貫して、一年に二パーセントほどの割合で発症率が上昇しています。ところが、汚染レベルの高い西部以外の地域では、一九九〇年から急に、さらに二・六パーセント発症率が高くなります。この上昇がチェルノブイリ原発事故による放射能汚染に起因しているというのです。

ですから、原発事故の影響による甲状腺ガン発症の潜伏期は四年となります。X線照射による甲状腺ガン発症の潜伏期は一五年から二〇年と考えられています。四年という潜伏期はとても短いといえます。しかし、チェルノブイリ原発事故が原因と考えられる甲状腺

図Ⅲ-6　チェコの西部と西部以外の地域での甲状腺ガン発症率の年次変化

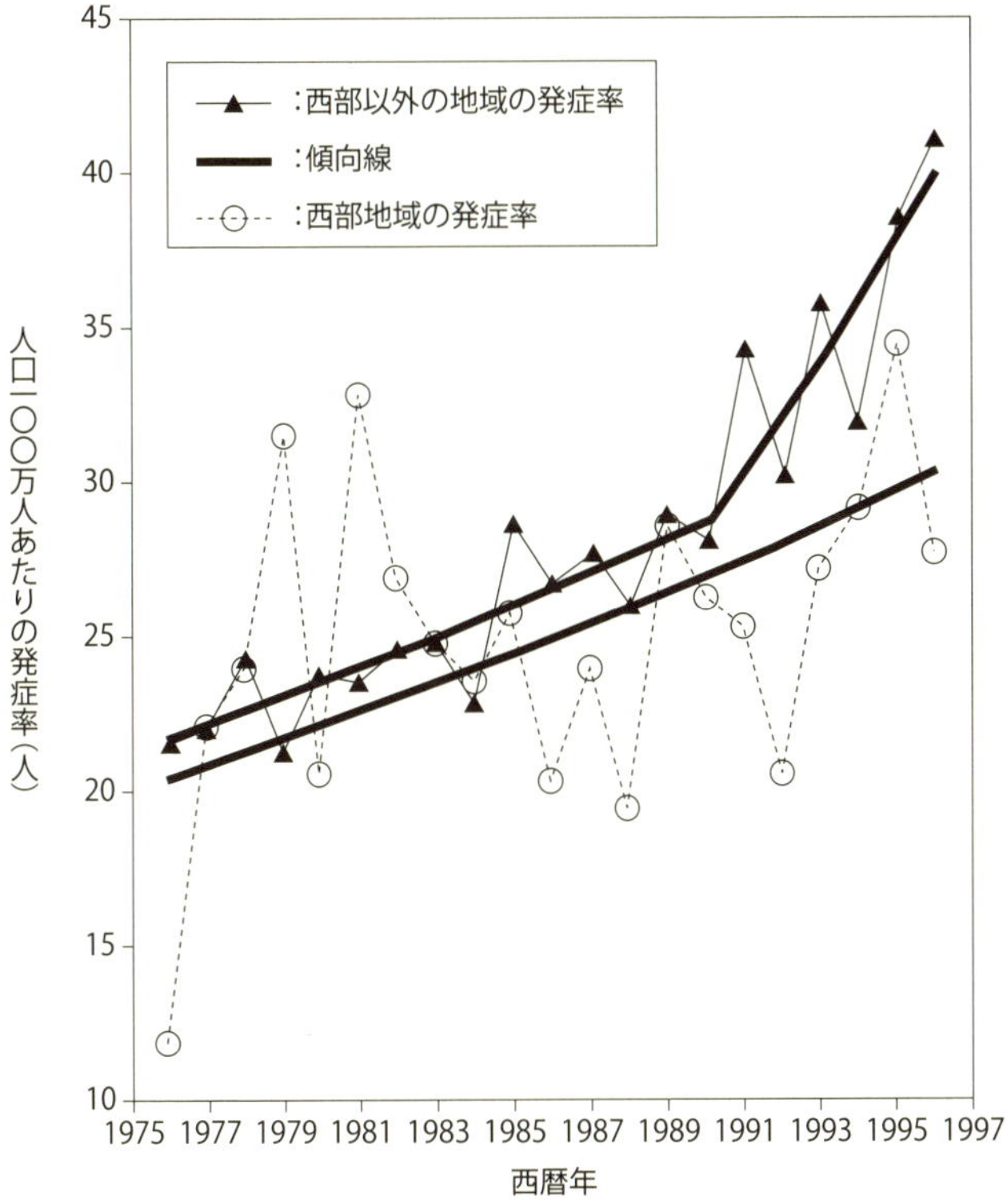

ガン発症の潜伏期は、他の研究では五年でした。ですから、別に驚くほどのことではないのです。セシウム以外にも発ガン性の高い、いろいろな放射性物質によって、複合的に被ばくしているのですから、そのことも考えねばなりません。

すでにお話ししたトンデルの研究でもガン発症の潜伏期が短い、という指摘はあります。しかし、原発事故という前代未聞の事件です。何があってもおかしくない、という前提のもとに研究をし、真実を解明せねばなりません。

一方では、この程度の被ばくで、ガンの発症が高まるのかと、信じがたい面もあります。しかし、一九九〇年からの発症増加によって、つまり、原発事故が原因で、チェコでは男性、女性それぞれ六九名と三六三名が甲状腺ガンを発症したと推定されています。そしてまた、やはり、チェルノブイリ原発事故と関連する甲状腺ガンの発症増加は、イギリスやオーストリアでも認められています。

トンデルの論文など、ヨーロッパの国々では、これまでの概念では考えられないほどの低線量の被ばくにより、ガンの発症増加が報告されています。放射線の、とくに複合被ばくの人体影響はまったく未知の領域です。しっかりとした疫学研究により、真実が解明されねばなりません。

七　診断用低線量X線被ばくによる細胞核異常

細胞は神業としか思えない、極めて精巧なメカニズムによって、細胞分裂し、生命を維持しています。それは遺伝子の複製からはじまって、正しい数の染色体が二つの娘細胞に正確に配分されて、細胞分裂が完了します。しかし、その精巧な道程の途中で、それを障害するさまざまな生物的、化学的、物理的事態が出現します。放射線への被ばくもその一つです。

細胞分裂が障害されると、障害の程度に応じて、突然変異や細胞死などが起こります。そのような障害の一つとして、第一章でお話しした姉妹染色分体交換や小核の形成があります。

この章の最後に紹介するのは、小核とそれに関連した細胞核の異常が、検査時の極めて低線量のX線被ばくにより誘発される、という研究です。

この研究は肺炎や気管支炎、そしてぜん息や結核のような肺の病気の疑いがあり、X線検査をうけた四歳から一四歳までのこども二〇名（女の子一三名、男の子七名）について行われました。

この子どもたちが、胸部X線検査の際にうけた被ばく量は、背中が〇・一三二ミリシーベルトから〇・二八八ミリシーベルト、胸骨が〇・〇一三ミリシーベルトから〇・〇三九ミリシーベルト、そして甲状腺が〇・〇一八ミリシーベルトから〇・〇六二ミリシーベルトでした。

胸部X線検査の前と検査のあと正確に三〇分後にひじの前面の静脈から採血し、リンパ球を培養します。培養後、リンパ球の細胞核について、小核やそれに関連する細胞核の異常を調べます。

採血された末梢血のリンパ球はほとんどが細胞分裂をしていない休止期の細胞です。そのような細胞を培養し、分裂させるために、培養液にはあらかじめ細胞分裂誘起物質を添加しておきます。そして、また、培養四四時間後にサイトカラシンBという化学物質を加えます。そうすることにより、細胞分裂が終了する直前で、一つの細胞の中に細胞核が二個存在する状態の細胞を集めることができます。そのような細胞一〇〇〇個あたりの小核や核橋そして核芽といった異常な細胞核を持った細胞の数を一人ひとりの子どもについて調べるのです。結果は図Ⅲ－7です。

図Ⅲ-7　診断用胸部Ｘ線照射前後における小核とそれに関連する細胞核異常頻度の比較

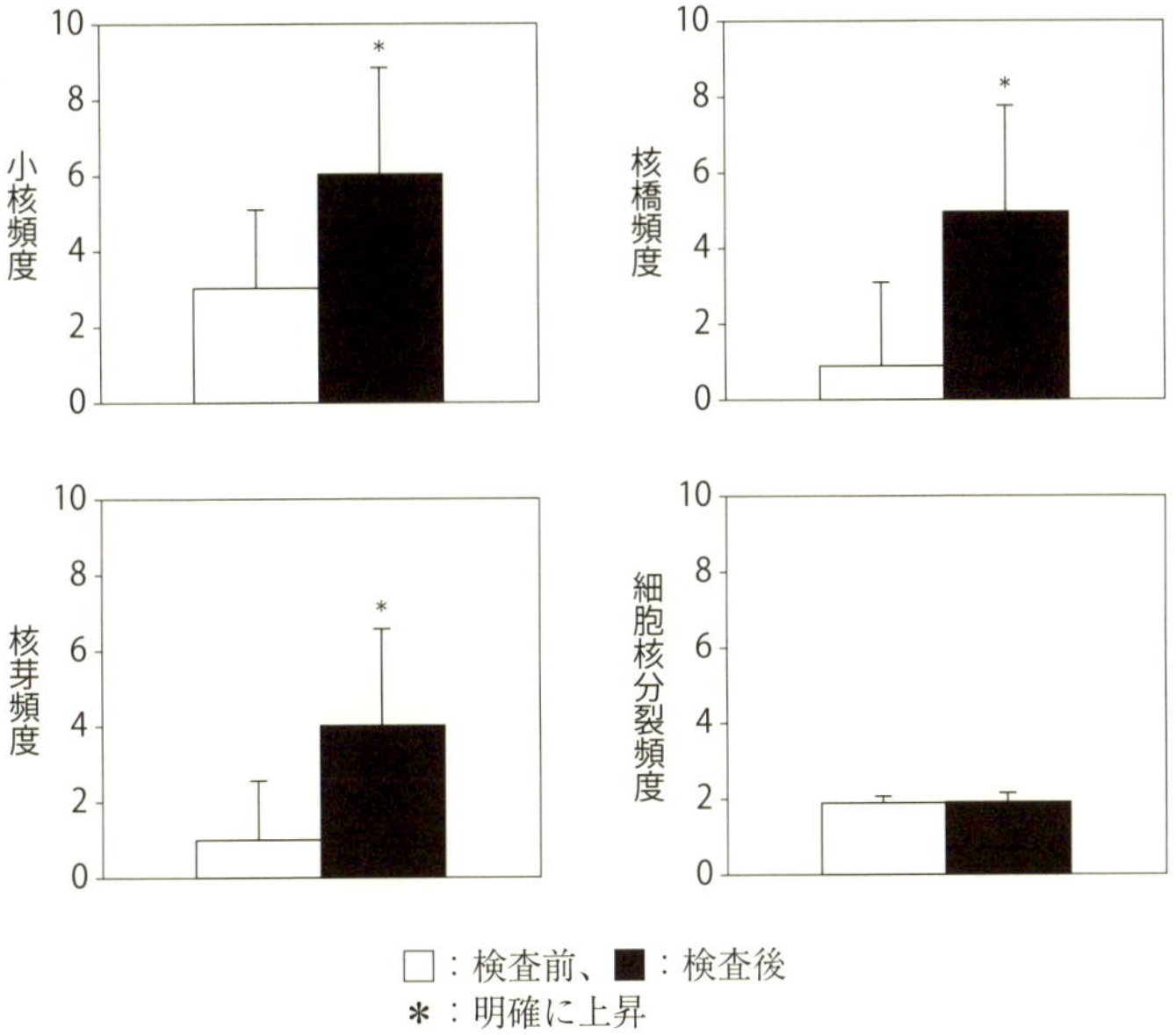

小核というのは、第一章の図Ⅰ－13（四五ページ）にも示してあるように、二つの大きな主細胞核のほかに、小さな細胞核が一個から数個存在することです。

核橋というのは二つの大きな主細胞核が細胞核と同質の物質によって、橋のようにつながっている状態です。

また、核芽というのは、円形の細胞核から芽のように出た部分があることです。

図Ⅲ－8に人間のリンパ球培養細胞で観察された核橋と

核芽を示します。このような細胞核の構造異常は、遺伝子・染色体の異常や細胞核分裂の異常により発生します。

細胞核分裂頻度というのは、リンパ球一〇〇〇個のうち、分裂した細胞核が一個から四個存在するリンパ球の割合です。

図からわかるように、細胞核分裂頻度にはX線照射の前後で、差が見られません。しかし、その他の細胞核の形態異常については、X線を照射したあとのほうが、明らかに多くなっています。

このような顕微鏡で見てわかる細胞核の形態異常が〇・三ミリシーベルト以下の、しかも瞬間的な外部被ばくによって生じています。それも、ほとんどが細胞分裂をしていない、放射線にはめっぽう強いはずの静止期の細胞に起こっているのです。

細胞核の形態異常が生じるということは、それよりもはるかに高い頻度で、遺伝子やタンパク質などの分子レベルでの異常が起こっていることを示唆しています。そして、それは将来的にはガンや奇形の発症につながります。

診断用X線検査のような瞬間的で、しかも極めて低線量の被ばくでは、何の健康影響も生じないと信じられています。しかし、今回のこの研究は、それがまちがいであることを

図Ⅲ- 8　末梢血リンパ球培養細胞で観察された核橋と核芽

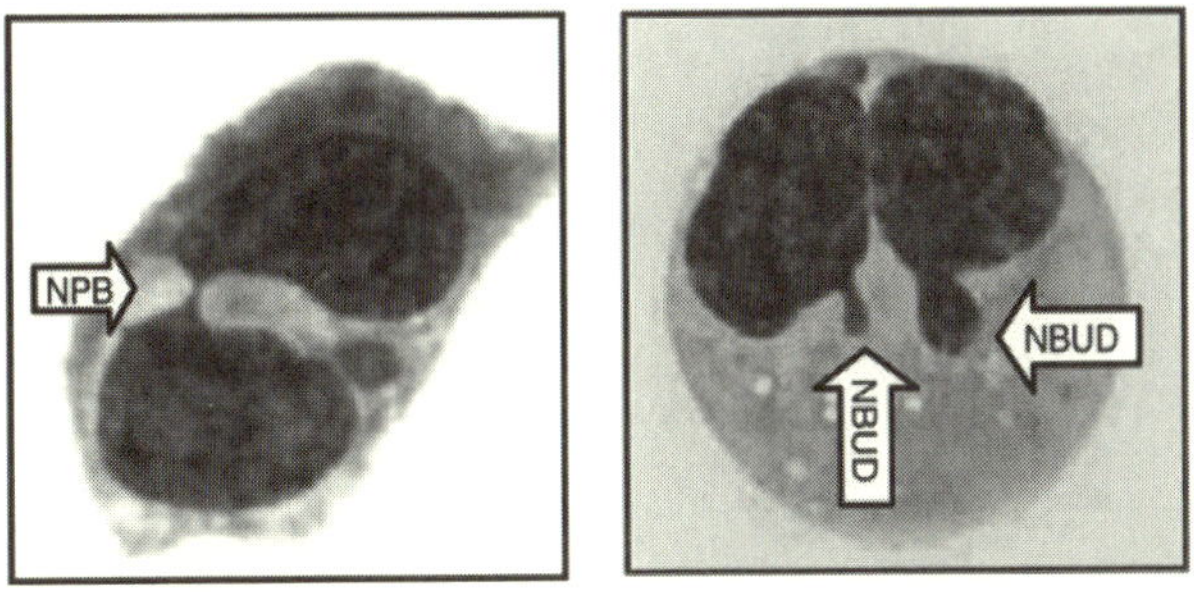

注）NPB: 核橋、NBUD：核芽

示しています。

放射線の人体影響というのは、ＩＣＲＰやＩＡＥＡが、これまで主張してきたリスクよりもはるかに高い可能性があります。

乳児白血病の発症にしても、スウェーデンでのトンデルの研究結果にしても、ＩＣＲＰやＩＡＥＡのリスクよりも一六〇倍高いことが示されています。ＩＣＲＰでは一〇〇ミリシーベルトの被ばくをうけるとガン発症のリスクが一・五パーセント増加するとしています。

しかし、実際には、そのリスクよりも一六〇倍高いとすれば、〇・六二五ミリシーベルトの被ばくで、発ガンのリスクが一・五パーセント高まることになります。

チェルノブイリ原発事故の影響で、ヨーロッパの国々では、今、これまでの放射線被ばくのリスクでは到底考えることのできなかった低線量の被ばくで、ガンを発生しています。私たちはまず、従来のＩＣＲＰやＩＡＥＡが主張してきた安全神話を徹底的に疑うところから再出発せねばなりません。

巻末付表１　米国原子力規制委員会（NRC）が用いている人体モデルの年齢別臓器・組織重量

	臓器・組織重量（グラム）					
臓器・組織	新生児 (3.4)	1 歳 (9.8)	5 歳 (19)	10 歳 (32)	15 歳* (55-58)	成人 (70)
副腎	5.83	3.52	5.27	7.22	10.5	16.3
脳	352	884	1260	1360	1410	1420
乳房	0.205	1.10	2.17	3.65	407	403
胆のう**	2.53	5.72	23.4	45.8	58.3	66.2
胃腸管**						
大腸下部	15.0	38.9	78.0	132	236	310
小腸	52.9	138	275	465	838	1100
胃	17.0	58.0	124	218	313	418
大腸上部	21.7	56.5	113	191	344	452
心臓**	61.9	123	227	370	588	770
腎臓	22.9	62.9	116	173	248	299
肝臓	121	292	584	887	1400	1910
肺臓	50.6	143	290	453	651	1000
卵巣	0.328	0.714	1.73	3.13	10.5	8.71
膵臓	2.80	10.3	23.6	30.0	64.9	94.3
残りの組織***	2360	6400	13300	23100	40000	51800
骨格						
赤色髄	47	150	320	610	1050	1120
皮質骨	0	299	875	1580	3220	4000
海綿骨	140	200	219	396	806	1000
皮膚	118	271	538	888	2150	3010
脾臓	9.11	25.5	48.3	77.4	123	183
精巣	0.843	1.21	1.63	1.89	15.5	39.1
胸腺	11.3	22.9	29.6	31.4	28.4	20.9
甲状腺	1.29	1.78	3.45	7.93	12.4	20.7
膀胱**	15.3	40.6	79.2	126	196	259
子宮	3.85	1.45	2.70	4.16	79.0	79.0
全身	3600	9720	19800	33200	56800	73700

（　）内の数値は体重（キログラム）
＊：成人女性モデルとしても使用
＊＊：内容物を含んだ重量
＊＊＊：筋肉や脂肪組織など

巻末付表２　米国原子力規制委員会（NRC）が用いている妊婦モデルの臓器・組織および胎児重量

臓器・組織 胎児	妊婦の臓器・組織および胎児重量（グラム）			
		妊婦の妊娠期間		
	成人女性	３カ月	６カ月	９カ月
副腎	14	14	14	14
脳	1200	1200	1200	1200
乳房（皮ふを除く）	360	360	360	360
胆のう*	58	58	58	58
胃腸管*				
大腸下部	295	295	295	295
小腸	975	975	975	975
胃	370	370	370	370
大腸上部	410	410	410	410
心臓*	650	650	650	650
腎臓	275	275	275	275
肝臓	1400	1400	1400	1400
肺臓	651	651	651	651
卵巣	11	11	11	11
膵臓	85	85	85	85
残りの組織**	40000	39300	41700	39500
骨格				
赤色髄	1300	1300	1300	1300
皮質骨	3000	3000	3000	3000
海綿骨	750	750	750	750
皮ふ	1790	1790	1790	1790
脾臓	150	150	150	150
胸腺	20	20	20	20
甲状腺	17	17	17	17
膀胱*	196	165	142	66.2
子宮壁	80	374	834	1095
胎児	–	458	1640	2960
胎盤	–	–	310	466
全身	58000	58000	61500	63700
全身（母体組織）	56800	56400	57500	56600

＊：内容物を含んだ重量
＊＊：筋肉や脂肪組織など

参考図書および文献（掲載順）

【第一章　内部被ばくと外部被ばくのちがい】

図Ⅰ－1：IARC Monographs Vol. 100, p.106
図Ⅰ－2：放射線科医のための放射線生物学　第4版、一〇七頁
図Ⅰ－3：Sinclair WK, Morton RA. Radiat Res 29: 450-474 (1966)
図Ⅰ－4：Sinclair WK. Radiat Res 33: 620-643 (1968)
図Ⅰ－5：著者作成
図Ⅰ－6：http://www.tmd.ac.jp/artsci/boil/textbook/celldiv.hem
図Ⅰ－7：著者作成
図Ⅰ－8：著者作成
図Ⅰ－9：Nagasawa H, Little JB. Cancer Res 52: 6394-6396 (1992)
表Ⅰ－1：Lorimore SA *et al.* PNAS 95: 5730-5733 (1998)
図Ⅰ－10：Miller RC *et al.* PNAS 96: 19-22 (1999)
図Ⅰ－11：Wu L-J *et al.* PNAS 96: 4959-4964 (1999)
図Ⅰ－12：同右
図Ⅰ－13：著者作成
図Ⅰ－14：Dahle J *et al.* Anticancer Res 31: 2113-2120 (2011)
図Ⅰ－15：Mancuso M *et al.* PNAS 105: 12445-12450 (2008)

図Ⅰ－16：欧州放射線リスク委員会（ＥＣＲＲ）２０１０年勧告（明石書店、東京）一五三頁

【第二章　実効線量係数のカラクリ】

表Ⅱ－1：著者作成

表Ⅱ－2：Lloyd RD *et al.* Radiat Res 54: 463-478 (1973)

図Ⅱ－1：Schwarz G, Dunning Jr DE. Health Phys 43: 631-645 (1982)

表Ⅱ－3：同右

表Ⅱ－4：ICRP Publ 67 (1993)

図Ⅱ－2：同右

表Ⅱ－5：著者作成

表Ⅱ－6：Leggett RW. Health Phys 50: 747-759 (1986)

図Ⅱ－3：ICRP Publ. 89 (2003), 100 (2006) and 103 (2008) and NCRP Report 156 (2008)

表Ⅱ－7：ICRP Database of dose coefficients: Workers and Members of the Public (CD-ROM)

図Ⅱ－4：Kramer R *et al.* Phys Med Biol 51: 3331-3346 (2006)

表Ⅱ－8：ICRP Database of dose coefficients: Workers and Members of the Public (CD-ROM)

巻末付表1：Stabin MG. J Nucl Med 37: 538-546 (1996)

表Ⅱ－9：Bertelli L *et al.* Radiat Prot Dosim 41: 131-136 (1992)

図Ⅱ－5：同右

表Ⅱ－10：Rundo J, Turner FM. Radiat Prot Dosim 41: 211-216 (1992)

図Ⅱ－6：Thormberg C, Mattsson S. Health Phys 78: 502-506 (2000)
表Ⅱ－11：同右
巻末付表2：Stabin MG. J Nucl Med 37: 538-546 (1996)
表Ⅱ－12：ICRP Publ 88 (2001)
表Ⅱ－13：同右
表Ⅱ－14：Wilson AR, Spiers FW. Nature 215: 470-474 (1967)
図Ⅱ－7：同右
表Ⅱ－15：同右
表Ⅱ－16：Gall M *et al.* J Environ Radioactivity 14: 331-339 (1991)
図Ⅱ－8：同右
表Ⅱ－17：著者作成
表Ⅱ－18：Johansson L. Radiat Prot Dosim 79: 165-167 (1998)
表Ⅱ－19：同右
表Ⅱ－20：ICRP Publ 95 (2004)
図Ⅱ－9：同右
表Ⅱ－21：Book SA, Goldman M. Health Phys 29: 874-877 (1975)
図Ⅱ－10：同右
図Ⅱ－11：ICRP Publ 88 (2002)
図Ⅱ－12：Oliner L *et al.* J Clin Endocrinol Metab 17: 61-75 (1957)

図Ⅱ−13：Oliner L *et al.* J Clin Endocrinol Metab 17: 61-75 (1957)
表Ⅱ−22：ICRP Publ 88 (2001)
表Ⅱ−23：同右
表Ⅱ−24：Cuddihy RG. Health Phys 12: 1021-1025 (1966)
図Ⅱ−14：同右
表Ⅱ−25：Dunning DE, Schwarz G. Health Phys 40: 661-675 (1981)
表Ⅱ−26：同右
図Ⅱ−15：同右
表Ⅱ−27：同右
表Ⅱ−28：Nurnberger CE, Liscomb A. JAMA 150: 1398-1400 (1952)
表Ⅱ−29：同右
図Ⅱ−16：Rubow S, Klopper J. Eur J Nucl Med 14: 632-633 (1988)
表Ⅱ−30：Weaver JC *et al.* JAMA 173: 92-95 (1960)
図Ⅱ−17：Chiba M, Ichikawa R. J Radiat Res 9: 12-18 (1968)
表Ⅱ−31：ICRP Publ 95 (2004)
図Ⅱ−18：同右
表Ⅱ−32：Bedford J *et al.* Brit Med J 1: 589-592 (1960)
表Ⅱ−33：Tolstykh EI *et al.* Radiat Prot Dosim 79: 307-310 (1998)
表Ⅱ−34：Rivera J. Nature 200: 269-270 (1963)

表Ⅱ－35：Kawamura H *et al.* Health Phys 50: 159-162 (1986)
表Ⅱ－36：ICRP Publ 88 (2001)
表Ⅱ－37：同右
図Ⅱ－19：Krachler M *et al.* J Trace Elements Med Biol 12: 159-176 (1998)
表Ⅱ－38：Jarvis AA *et al.* Canad Med Ass J 88: 136-139 (1963)
表Ⅱ－39：ICRP Publ 95 (2004)
図Ⅱ－20：同右

【第三章　低線量被ばくの健康影響に関する最新情報】

図Ⅲ－1：Busby CC. Int J Environ Res Public Health 6: 3105-3114 (2009)
図Ⅲ－2：Bandazbevskaya GS *et al.* Swiss Med Wkly 134: 725-729 (2004)
表Ⅲ－1：Bandazbevsky YI. Swiss Med Wkly 133: 488-490 (2003)
図Ⅲ－3：同右
表Ⅲ－2：Okeanov AE *et al.* Swiss Med Wkly 134: 645-649 (2004)
表Ⅲ－3：同右
図Ⅲ－4：Tondel M *et al.* J Epidemiol Community Health 58: 1011-1016 (2004)
表Ⅲ－4：同右
図Ⅲ－5：Tondel M *et al.* Am J Ind Med 49: 159-168 (2006)
図Ⅲ－6：Murbeth S *et al.* Med Sci Monit 10: CR300-306 (2004)

図Ⅲ－7：Gajski G *et al.* J Appl Toxicol 31: 608-617 (2010)
図Ⅲ－8：Tenech M. Nature Protocol 2 :1084-1104(2007)

おわりに

私が前著『放射線規制値のウソ』につづいて、本書を執筆することにしたのには、二つの理由があります。

まず一つ目は、実効線量係数に対する単純な疑問です。これはベクレルをシーベルトに変換するための係数です。これが、あまたの放射性核種について、年齢階級別、摂取経路別にこと細かく示されています。これほどの係数が示されるのであれば、元データはとてつもなく厖大であろうと思いました。それで、元データを入手しようとしました。ところが、ほとんどないのです。人間での研究データがもっとも多いのが、本書で解説しているセシウムとヨウ素とストロンチウムです。それも何十年も前の、多くは極めて少人数のデータです。それで、あの程度ですから、ほかの放射性核種については推して知るべしです。

そんなとても貧弱なデータにもとづいて、コンパートメントモデルなどというものをでっちあげ、高度な数理解析をしてみたところで、それは砂上の楼閣にしかすぎません。すべては見せかけのまやかしです。

私は、実効線量係数は、まさに、しろうとをごまかすための、まやかしだと思いました。そして、モデル化するということは平均化するということでもあります。つまり、この係数には私たち人間にとって、もっとも重要な個人差が考慮されていません。ここにも大きな問題があります。

私は基本的には動物実験のデータを考慮しません。人間と動物とは生理機能や代謝排泄、つまり一言でいえば、動的平衡状態が根本的にちがうからです。それに動物実験のデータでは、動的平衡状態での個人差がわかりません。私たち人間の動的平衡状態は一人ひとりで、まったくちがっています。

個人差のことをできるだけ強調するために、本書では、個人のデータが表示されている図や表を積極的に示しています。平均値とチラバリだけで問題を解決しようとするのが、科学であり、科学とはそういうものであるということも知ってほしかったからです。つまり、そうしないと論文にならないし、業績にもならないのです。

モデル化して作り出された動的平衡状態をもとにしてコンピュータによりはじき出された実効線量係数では、また、私たち一人ひとりの放射線への感受性もまったく考慮されていません。放射線への感受性が考えられないほど高くて、影響をうけやすい人がいても、それは科学という名の大義名分によって、切り捨てられてしまいます。

放射線による人体影響の問題と同じ状況は水俣病でも、カネミ油症でも見られます。みんな科学という名のもとに切り捨てられています。そのようなことでは困ると思って、本書を書きました。

二つ目は、原子力開発を推進しているＩＣＲＰやＩＡＥＡが主張する放射線のリスク評価が本当に正しいのか、という疑問です。彼らのリスク評価の基礎データは基本的にはわが国の原爆被災者の追跡調査の結果からえられています。しかし、そのデータには大きな問題があるのです。

原爆は一九四五年に投下されました。しかし、被災者の追跡調査がはじまったのは一九五〇年です。すなわち、五年のブランクがあります。この五年のあいだに、被災者の多くが死亡されました。死因の多くはガンではなく、伝染病や栄養失調です。ですが、それらの人々が生存していれば、多くの人がガンを発症したはずです。ガンの発症統計には、この部分が完全に欠落しています。さらには、被ばくしても、放射線に強くて、五年間生き延びた人々のデータでもあります。つまり、原爆被災者のデータでは、放射線によるガン発症のリスクがとても低く評価されるのです。

一方で、チェルノブイリ原発事故の影響で、ヨーロッパの国々では、考えられないほど低線量の被ばくにより、ガンの発症が増えています。これらの事実も、ＩＣＲＰやＩＡＥＡのリスク評価では説明できません。

また、彼らの放射線影響モデルは、遺伝子ヒット説によっています。しかし、第一章で紹介した研究では、直接遺伝子にヒットしなくても、放射線の障害は惹起されます。新しい実験事実を考慮した、放射線の正しいリスク評価が必要なのです。

本書が放射線のリスクや科学を根本的に考えなおすきっかけになれば幸いです。

最後になってしまいましたが、本書の執筆に際し、京都大学助教今中哲二先生と神戸大学教授山内知也先生には文献等の収集で大変お世話になりました。また、九州大学名誉教授上原周三先生にもモンテカルロ法のことなどいろいろと教えていただきました。深謝いたします。緑風出版の高須次郎氏には、忍耐強く原稿を待っていただきました。感謝いたします。

二〇一三年二月吉日

著者

[著者略歴]

長山　淳哉（ながやま　じゅんや）

1947年高知県生まれ。九州大学大学院医学研究科博士課程修了。元米国・国立環境保健研究所生殖発生毒性学部門博士研究員。元九州大学大学院医学研究院准教授。医学博士。大学院時代、ライフワークの原点ともなったカネミ油症の原因物質PCDFs(ダイベンゾフラン、ダイオキシン類の一種)を発見。また、2010年には、胎児性油症の原因物質もPCDFsであることを保存臍帯の化学分析により証明。英文論文126編、国際学会発表96回。

主な著書に『しのびよるダイオキシン汚染』（講談社)、『母体汚染と胎児･乳児』(ニュートンプレス)、『胎児からの警告』(小学館)、『コーラベイビー』(西日本新聞社)、『ダイオキシンは怖くないという嘘』(緑風出版)、『放射線規制値のウソ』（緑風出版）など。

胎児（たいじ）と乳児（にゅうじ）の内部被（ないぶひ）ばく
――国際放射線防護委員会のカラクリ――

2013年7月10日　初版第1刷発行　　定価2400円＋税

著　者　長山淳哉©
発行者　高須次郎
発行所　緑風出版
〒113-0033　東京都文京区本郷2-17-5　ツイン壱岐坂
［電話］03-3812-9420　［FAX］03-3812-7262［郵便振替］00100-9-30776
［E-mail］info@ryokufu.com［URL］http://www.ryokufu.com/

装　幀　斎藤あかね
制　作　R 企 画　　印　刷　シナノ・巣鴨美術印刷
製　本　シナノ　　用　紙　大宝紙業・シナノ　　E1200

ISBN978-4-8461-1313-1　C0036

◎緑風出版の本

■全国どの書店でもご購入いただけます。
■店頭にない場合は、なるべく書店を通じてご注文ください。
■表示価格には消費税が加算されます。

放射線規制値のウソ
真実へのアプローチと身を守る法
長山淳哉著
四六判上製 一八〇頁 1700円
ICRPや厚労省の放射線規制値が、人間の健康に脅威であるかを、科学的に明らかにし、政府規制値を一〇分の一程度に低くしないと、私たちの健康は守られないと結論する。環境医学研究の第一人者による渾身の書！

ダイオキシンは怖くないという嘘
長山淳哉著
四六判上製 二六二頁 1800円
近年、ダイオキシンは怖くない、環境ホルモンは問題は空騒ぎ、ダイオキシン法は悪法といった反環境論者の理論が蔓延している。本書はダイオキシン問題の第一人者が、これらの議論がいかに非科学的かを明らかにした渾身の書。

低線量内部被曝の脅威
原子炉周辺の健康破壊と疫学的立証の記録
ジェイ・マーティン・グールド著／肥田舜太郎・斎藤紀・戸田清・竹野内真理共訳
A5判上製 三八八頁 5200円
本書は、一九五〇年以来の公式資料を使い、全米三〇〇〇余の郡のうち、核施設に近い約一三〇〇郡に住む女性の乳がん死亡リスクが極めて高いことを立証して、レイチェル・カーソンの予見を裏づける衝撃の書。

世界が見た福島原発災害
海外メディアが報じる真実
大沼安史著
四六判並製 二八〇頁 1700円
「いま直ちに影響はない」を信じたら、未来の命まで危険に曝される。緩慢なる被曝ジェノサイドは既に始まっている。福島原発災害を伝える海外メディアを追い、政府・マスコミの情報操作を暴き、事故と被曝の全貌に迫る。